歯科医師のための臨床ノート

健康寿命を支える補綴処置と口腔ケア

咀嚼機能の回復と維持のために

著　河野正司　金田　恒　小林　梢
　　明倫短期大学　新潟市開業　明倫短期大学

医歯薬出版株式会社

This book was originally published in Japanese under the title of :

SHIKAISHI-NO TAME-NO RINSHO NOTO
KENKO JUMYO-WO SASAERU
HOTETSU SHOCHI-TO KOKU KEA
— SOSHAKU KINO-NO KAIFUKU-TO IJI-NO TAMENI

(The Clinical Note for Dentists
Prosthodontic Treatment and Oral Care
for Supporting Healthy Life Expectancy,
Recovering and Maintaining Mastication)

KOHNO, Shoji
  President, Meirin College
  Professor Emeritus, Niigata University
KANEDA, Koh
  Dental office froh
KOBAYASHI, Kozue
  Meirin College Dental Clinic
  Chief Hygienist

© 2018 1st ed.

ISHIYAKU PUBLISHERS, INC.
  7-10, Honkomagome 1 chome, Bunkyo-ku,
  Tokyo 113-8612, Japan

序文

　医療界の課題はいかにして健康長寿を獲得するかにあるが，現実には0歳児の平均余命である「平均寿命」と自立した生活が営める期間である「健康寿命」の間には約10年の差異がある．健康寿命のさらなる延伸を実現し，要介護期間となっている平均寿命との差を短縮して，本当に豊かな高齢社会を享受できるようにしたい．

　健康長寿には十分な栄養摂取により，身体的・精神的に充実した生活を送れることが重要であることはよく知られている．その役を務める口腔機能の維持のために，歯，歯列そして咬合の存在が大きなものとなってくる．

　歯の疾患は，一般医学分野で扱われる器官の病とはいささか異なり，歯質崩壊に対する修復能力は限局的で，喪失した永久歯は再び萌出することもない．これに対処する処置として，補綴装置に代表される人工物によって，形態と機能の回復が行われている．

　よく「技術は盗め」といわれる．大工さんや職人さんは，親方やベテラン職人の仕事ぶりをみながら技術を盗むイメージがある．われわれ医療関係者にも同様のことがいえる．

　先輩や同僚と臨床・症例について話を交わすことで，耳からも技術が得られる．個人ひとりで学ぶことができる量には限界がある．他の人と話すことで，自分とは違った視点や知識を得ることができる．これらの中の臨床技術的なアイディアやヒントを自ら実践することで「自家薬籠中のもの」にしていくとして，これまでに『補綴臨床テクニカルノート』の「クラウン・ブリッジ編」，「床義歯編」そして「咬合編」を世に著してきた．

さて，超高齢社会に突入している我が国においては，2006（平成18）年には介護保険制度が「介護予防」を重視する制度へと改正された．そのなかに「口腔機能の向上」を実現するために「口腔ケア」処置が導入され，現在この施策が実施されている．

　これから将来の「口腔機能向上」の責務を担う者を教育している我々は，彼らに的確な将来像を持たせた「口腔ケア」の学問を，実技とともに教授していかなくてはならない大きな役割を担っている．

　そこでこれまでも共著者として活躍してくれた金田　恒博士に加えて，明倫短期大学の附属歯科診療所で臨床活動をともにしている小林　梢歯科衛生士に加わってもらい，『補綴臨床テクニカルノート』の趣旨を踏まえつつ，補綴と口腔ケアをテーマにした1冊をここに纏めることができた．

　健康長寿の実現に欠かせない「栄養摂取」が，自らの口腔を通して生涯続けられるように，本書によって社会の認識が我々と共に日々新たになっていければ望外の喜びである．上梓にあたりお世話になった医歯薬出版株式会社はじめ関係各位に深謝申し上げたい．

2018年12月

河野正司

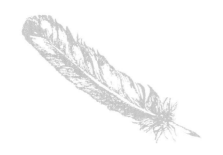

目　次 CONTENTS

序論　口腔ケアはなぜ必要か　　1

序　口腔ケアはなぜ必要か　　2
1─健康寿命の延伸に奉仕する口腔ケア　　2
2─なぜ歯科治療・口腔ケアなのか？　　4
1) 歯科治療の特殊性 4 ／ 2) 明眸皓歯・前歯の喪失に失意する 5 ／
3) 次いで「食べにくい」に気づく 6 ／ 4) 胃瘻は天然歯の代用にならない 6

3─求められる歯科医療と介護予防　　8
1) これからの歯科医療形態 8 ／ 2) 介護予防としての口腔ケア 8

4─むし歯予防と8020運動　　10

第一部　健康寿命を支える咀嚼機能　　13

Chapter I　ヒトはどのようにして咀嚼しているか？　　14
1─ヒトは左右側交互に噛んでいる　　14
1) 左右側交互の歯を乗り換えて咀嚼 14 ／ 2) 舌背で食塊形成し嚥下 14 ／
3) 食物粉砕行動を詳しくみる 16 ／ 4) 咬合面形態と咀嚼筋 16

2─上下の咬合面間に圧搾空間(SR)を形成　　16
1) 咀嚼運動のコンピュータ・シミュレーション 16 ／ 2) 圧搾空間(SR)で食物粉砕 18 ／
3) 粉砕粒子は口蓋側から排出 18 ／ 4) 対側での咀嚼が始まる 20

3─顎運動と咬合面形態のコラボで両側咀嚼　　20
1) 能率的な左右両側を使う自由咀嚼 20 ／ 2) 舌背上で効率的な食塊形成 22 ／
3) 片側咀嚼は自浄作用が低下し食物が残留 22 ／ 4) 歯列欠損の放置は危険 22

Chapter II　天然歯は大切に　　24
1─噛むことと健康　　24
1) 健康寿命の延伸と歯 24 ／ 2) すばらしい欠損歯数の減少傾向 26 ／
3) 歯の喪失で死亡率が高くなる 28

2─歯の喪失原因は歯周病が第1位　　28
3─加齢によって歯周病が増加　　30

Chapter III　加齢変化に抵抗している咀嚼筋 ……… 32

1 — 高齢者の四肢筋力は加齢により低下，ロコモに注意 ……… 32
2 — 咀嚼筋力は加齢による機能低下が少ない ……… 32
3 — 歯根膜が失われた咬合支持で咬合力は大きく低下 ……… 34

　　1) 有床義歯の限界 34 ／ 2) 有床義歯でご飯や刺身はOK，しかし？ 34

Chapter IV　歯根膜が支える咀嚼筋機能 ……… 36

1 — 咀嚼機能を保つ歯根膜支持 ……… 36
2 — 歯根膜の構造と機能的特徴 ……… 36

　　1) 歯根膜支持機構の特徴 38 ／ 2) 歯根膜感覚と咬合接触 38 ／
　　3) インプラントでは得られない天然歯のすご技 39

3 — 臨床報告からみた歯根膜支持義歯の優位性 ……… 40

　　1) 補綴装置の臨床調査報告 40 ／ 2) 支台歯の欠如は歯周組織の欠如 40 ／
　　3) 歯周病と補綴装置の関係──歯周病を引き起こす原因とは？ 42

4 — 高齢者に必要な歯周組織の特徴を生かした補綴装置 ……… 46

　　1) 高齢者向けの義歯とは 46 ／ 2) 歯周組織の特徴を生かす歯根膜支持で咀嚼能力の回復 47 ／
　　3) Jiggling force が生じない義歯の設計 48 ／ 4) Rigid support な維持装置をもつ有床義歯 50 ／
　　5) インプラントの効果的使用法 52

5 — 人工歯根膜の開発が実現へ ……… 54

　　1) 歯周組織の再生治療 54 ／ 2) 歯根膜を持つインプラント 54

Chapter V　支台歯を長期間守る補綴処置と口腔ケア ……… 56

1 — 帯環冠は何故，鋳造冠に代わったのか？ ……… 56

　　1) 帯環冠の欠陥 56 ／ 2) 飛躍的な技術の進歩 57

2 — 装着期間半世紀となる鋳造冠の観察 ……… 58

　　1) 現在の口腔内状態 58 ／ 2) クラウン装着当時の口腔内状態と補綴術式 58 ／
　　3) 現在のクラウンの状態 60 ／ 4) 歯頸部辺縁の歯面露出について 60

3 — 浮かび上がったクラウンの課題 ……… 62

　　1) 歯肉退縮について 62 ／ 2) 上顎第二大臼歯遠心隣接面のう蝕 62 ／
　　3) 小臼歯インレーの隣接面歯頸部にう蝕 62 ／ 4) 隣接面接触点は良好な接触状態 62

4 — 素晴らしい Cast Cr をさらに維持するために ……… 64

　　1) Pメンテの必要性 64 ／ 2) マージンの設定位置について 66

COLUMN 患者さんの欠損歯列を前に，健康長寿を獲得するために ... 68
1 ─ 充実した健康寿命を獲得するためには ... 68
2 ─ 補綴法の原則 ... 68
　　1) 適用する補綴装置の原則 68 ／ 2) 適用する補綴装置の要件 68
3 ─ 部分欠損症例における補綴法選択の優先順位 ... 69
4 ─ 考慮すべき事項 ... 70

第二部　健康寿命と口腔ケア　71

Chapter I　健康寿命を脅かすフレイル ... 72

1 ─ 健康寿命を妨げる老化 ... 72
　　1) 老化現象を遅らせよう 72 ／ 2) 生活習慣病が長寿の敵 72 ／
　　3) 加齢‐老化そしてフレイル 72
2 ─ 健康長寿に必要な「介護予防」，そして「口腔ケア」 ... 74
　　1) 介護予防とは 74 ／ 2) 口腔ケアとは 74 ／ 3) 義歯装着によるADLとQOLの改善 76 ／
　　4) 口腔ケアの習慣が死亡リスクを下げる 77
3 ─ 要介護への危険な道　サルコペニアそしてフレイル ... 78
　　1) サルコペニアとは？ 78 ／ 2) フレイルとは？ 80 ／
　　3) 高齢期における「BMIパラドックス」 80 ／ 4) フレイルの評価と「口腔ケア」 82 ／
　　5)「オーラル・フレイル」とは 84
4 ─ 我々のめざす目標は「加齢によるADL低下の阻止」 ... 84
　　1) 加齢によるADLの低下減少 84 ／ 2) 歯科医療関係者の果たすべき役割 86

Chapter II　高齢者の健康と口腔管理 ... 88

1 ─ 高齢者の死亡原因 ... 88
2 ─ 誤嚥性肺炎と口腔ケア ... 88
　　1) 高齢者にみられる誤嚥性肺炎 88 ／ 2) 誤嚥性肺炎の予防には口腔内を清潔に 90 ／
　　3)「片側咀嚼」の防止も重要 90 ／ 4) 口腔ケアが誤嚥性肺炎を防ぐエビデンス 91
3 ─ 要介護者に必要な歯科治療 ... 92
　　1) 要介護者の口腔状態 92 ／ 2) 在宅訪問診療の限界 93 ／ 3) 認知症と介護状態の関係 94

Chapter III 要介護状態脱出を目指す「口腔ケア」 ... 96

1 — 介護保険制度と口腔ケア ... 96
1) 介護保健サービス 96 ／ 2) 在宅療養者のサービス 98 ／ 3) 栄養摂取のための支援 98

2 — 訪問歯科診療と医療保険そして介護保健 ... 98
1) 治療にあたる部分は「健康保険」の適用 100 ／ 2) 口腔ケアおよび指導は適用保険が異なる 100

Chapter IV 咀嚼機能を生かす欠損補綴が必須!! ... 102

1 — ヒトの咀嚼特性に合致した治療を! ... 102
1) ヒトの咀嚼は両側歯列を交互に使用する 102 ／ 2) 欠損の放置は片側咀嚼の原因 102 ／
3) 可能な限り歯根膜負担性の補綴処置 103

2 — 片側遊離端義歯の大きな機能 ... 104
1) 噛めない義歯は装飾品? 104 ／ 2) 義歯による咀嚼実験 105 ／
3) 片側遊離端義歯の素晴らしい機能 106

Chapter V 認知症と口腔ケア ... 108

1 — 認知症と口腔の状態 ... 108
1) 口腔衛生状態と認知症 108 ／
2) 残存歯が少ないと認知症リスクは高く，義歯使用で低下する 108 ／
3) 認知症と口腔機能状態との関係 109

2 — 認知症と歯科治療 ... 110
1) 認知症における歯科疾患の特徴 110 ／
2) 咬合支持の確保が認知症発症のリスクを下げる 110 ／
3) 義歯による咬合回復は認知の前に 112

文 献 ... 114
索 引 ... 118

序論

口腔ケアはなぜ必要か

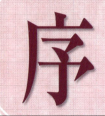

口腔ケアはなぜ必要か

 健康寿命の延伸に奉仕する口腔ケア

「ヒトが望むべきことは寿命の延長ではなく，健康的な生活習慣や医薬品を使い，加齢とともに衰える細胞組織を再生させるなどして健康寿命を延ばすことである」と，ニューヨークにあるアルベルト・アインシュタイン医科大学の加齢研究者ヤン・ビェイヒが論じていることを，2016年12月の朝日新聞紙上[1]で目にした．

まさに現在の医療界の課題は，いかにして健康寿命を延伸するかであるが，現実には0歳児の平均余命である「平均寿命」と，自立した生活が営める期間である「健康寿命」の間には世界的に約7年の差異がある．近年，日本においては平均寿命とともに健康寿命もほぼ同様の延伸を示しており，その差は図1のごとく約10年ある[2]ので，健康寿命のさらなる延伸を実現し，要介護期間となっている平均寿命との差を短縮して，本当に豊かな高齢社会を享受できるようにしたい．

健康長寿の発展を目的に作られた長寿科学振興財団が「100歳以上の高齢者（百寿者）の長生きの秘訣」を次のように記している[3]．

> 百寿者の生活ぶりをみてみると，共通するのは皆，よく食べて，よく動いているということです．
> また，身体的にだけではなく精神的にも充実した生活を送っている人が多いのが特徴です．大家族の中心として生活をしている，療養中であってもやりたいことにむかって前向きに考えているというのがよい例です．
> これらのことから，長生きをするための健康の秘訣は怠惰なく日常生活を送り精神的にも肉体的にも自立し，充実した生活を送るということなのではないでしょうか．

このように健康長寿には十分な栄養摂取により，身体的・精神的に充実した生活を送れることが重要であることから，その実現には図2の「3つの柱」が必要として[4]，この標語の社会的認知度も高まってきている．健康長寿に欠かせない柱の1つである「栄養摂取」の役を務める口腔機能の維持のために，2006（平成

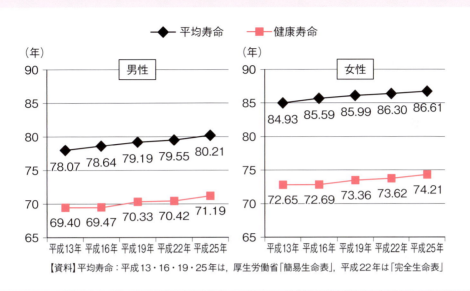

図1 日本人の健康寿命と平均寿命の推移
　近年，平均寿命とともに健康寿命もほぼ同様の延伸を示しているが，男女とも健康寿命は平均寿命より約10年短い[2]．この期間は介護の必要な状態であることを意味しており，今後の健康寿命の延伸が望まれる．

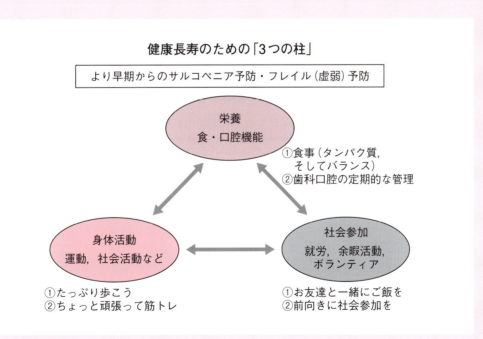

図2 健康寿命を支える「3つの柱」（飯島，2015．[4]）
　健康寿命を得るには，より早期からのサルコペニア（筋力低下・身体機能の低下）を予防して，フレイル（虚弱状態）に陥らないようにしたい．そのためには「栄養摂取」に加えて「身体活動」を欠くことなく，さらに前向きに「社会参加」をしていくことが求められている．

口腔ケアはなぜ必要か　3

18) 年には介護保険制度が「介護予防」を重視する方向へと改正され，そのなかに「口腔機能の向上」を実現するための「口腔ケア」処置が導入されて，施策が実施されている．

生体を形作るあらゆる器官は形態と機能を持っている．本書で対象とする歯・歯列・咬合・顎についても同様で，それぞれが固有の形態と機能を持っている．そこで健康寿命を延伸させる役を担う「口腔ケア」が，歯を含む口腔器官の機能についてどのような作用をしているか，本書では考えていきたい．

なぜ歯科治療・口腔ケアなのか？

1）歯科治療の特殊性

野生動物ではゾウの墓場伝説があるように，歯の喪失で生命維持が困難であることを自ら認知するという．ヒトは火を使って食物を料理し，歯が少数になっても栄養摂取が可能となったことから，墓場伝説はヒトにはあてはまらなくなった．しかし，生命維持に必要な栄養摂取には歯が必要であることは論を俟たない．

ヒトは歯の疾患に対して，下記のような知恵と病に対する治療法を持っている（図3）．
① 歯が欠損して噛めなくなると，義歯補綴で機能回復する知恵がある
② 歯の解剖構造により激痛となる，歯髄炎による歯痛は避けたい
③ 歯周病や慢性根尖病巣など，化膿性の慢性病巣を体内に持つことは好ましくない．歯周病は全身の病の原因となる．

日常的に実施する「口腔ケア」によって，これらの歯科疾患を未然に予防できる大きな可能性がある，あるいは仮に罹患しても重篤な状態に陥ることなく，施術できて健康維持のために寄与できている．

歯の疾患は，一般医学分野で扱われる器官の病とはいささか異なり，歯のエナメル質は一度崩壊すると自然修復力がない．また，喪失すると永久歯では再び萌出することもないことから，補綴装置に代表される人工物により，形態回復と咀嚼機能回復が行われている．

頭部顔面に存在する歯は，咀嚼機能の維持のみでなく，顔貌や表情にも大きな影響を与えている．その様子を次項で垣間みてみよう（図3）．

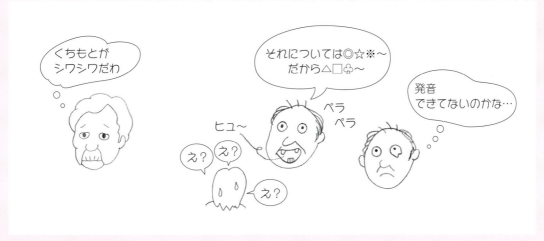

図3 種々な歯の悩み
歯が欠損すると食物が咀嚼できずにまず困惑する．欠損が前歯部で生じると顔貌に大きな変化が生じることから，精神的に打撃を受けた経験を患者さんは吐露してくる．他人からは「しゃべり」がわかりにくいといわれ，寡黙になり，人前に出たくないなど，社会性が欠如してくる．

2）明眸皓歯・前歯の喪失に失意する

　　歯は機能的には栄養摂取の役を果たし，形態的には顔貌の維持により精神的・社会的な充実感をもたらす働きをしている器官である．

　　歯の重要さ，大切さについては，日常の歯科臨床活動の場において，歯を喪失した患者さん方から常々お教えいただいているので，貴重なそれらのご意見を記してみよう．

　　前歯部の喪失は，顔貌に大きな変化が生じることから，精神的に打撃を受けた経験を患者さんは話してくれる．歯の喪失に対するショックは年齢に関係なく生じてくるが，特に高齢者では老化を示す顔貌変化がさらに増し，老けて，貧相にみえてくると訴える．また他人から「しゃべり」がわかりにくいといわれ，寡黙になり，人前に出たくないなど，社会性が欠如してくるという．

　　歯の欠損の進行によって咬合高径が低下してくると，図4のごとく老人性顔貌を示すようになることはよく知られている．しかし，若年者においても前歯が欠損したのみで，口元がくぼみ老け顔になる（図5）．顔貌を若々しく保って精神的な充足感を得るためには「咬合高径の維持」[5]と同時に，前歯部の被蓋関係の維持

により口唇部の形態を回復するためにLip Support（図5）も必要であることがわかる．このほかに，前歯の欠如によって食物の摂取が難しくなるとともに，発音に関する訴えがしばしば生じてくる．

舌の先と歯茎でいったん空気をせき止めてから破裂させる音「タ，ト」や「ダ，ド」や，唇と前歯の間から空気を擦りだす音である「唇歯摩擦音」などに問題が生じてくる．

3）次いで「食べにくい」に気づく

水が飲みにくい．前歯欠損部を口唇で閉鎖しないと，口腔内は陰圧にならず水はなかなか飲み込めない．また，臼歯部がないと咬合高径が保てず，陰圧が保ちにくいことも原因となってくる．

義歯を装着しても，すぐには食事が元のようにはできない．歯根膜付きの天然歯は戻ってこないので，特に葉物野菜類を上手に味わうには慣れが必要である（これについてはp.36以降で詳述する）．義歯は「道具」．いかに使いこなすか，歯科医師の指導のもとでまずは使って慣れていこうと，早めに決心することである．

これら口腔内での大きな変化に対して，生じてくる患者の心の不安は誰がケアするのか？ 患者自身と歯科医師そして歯科衛生士が共働して行うことは勿論である．歯科医師らは患者の満足が得られるまで，投げ出すことなく患者と新しい咬合に対峙していく決断をしなければいけない．

4）胃瘻は天然歯の代用にならない

介護が必要な高齢者では，嚥下機能の低下から誤嚥を繰り返し，肺炎を引き起こす「誤嚥性肺炎」の危険性が指摘されている．これについては章を起こして詳しく述べていきたい．

この危険性を避けるために，栄養の摂取法として胃瘻を選択することがある．しかし，食べるおいしさは，咀嚼と嚥下時に享受できるものであるから，胃瘻を設置すると味覚が失われ，食の楽しみがない．

さらに1回の食事で500kcalを摂るには，普通食の天然歯による食事であれば楽しく喋りながらでも30分で十分だろう．しかし胃瘻では，通常400kcalの流動食＋白湯（さゆ）の摂取に約2時間を要してしまうという．

しかも，摂取した流動食の水分が胃から食道に逆流し，これが原因で誤嚥性肺炎を併発する危険も報告されている[6]．

嚥下障害患者の誤嚥性肺炎予防のために行った胃瘻のはずが，目的を果たせな

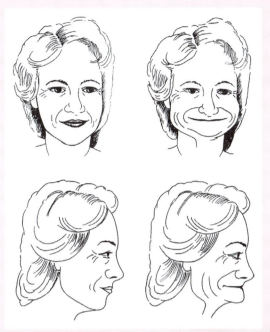

図4 咬合高径の喪失は下顔面が短縮して老人性顔貌を示す (Jüde, et al., 1979.[5])
左図：歯列により咬合高径が維持されている顔貌.
右図：同一人で咬合高径を喪失した下顔面をもつ顔貌.
（下顔面部を紙で覆ってみるとよくわかる）

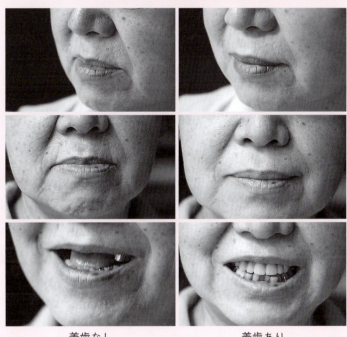

図5 前歯部の喪失は顔貌に大きな変化を生じ，精神的にも大きな打撃
　上顎前歯6本の欠損した前期高齢者の顔貌を，左列に義歯なしを，右列に義歯装着状態を示す．上顎前歯が欠損すると咬合高径が保たれていても，Lip Support が失われると上・中段・左のごとく，口角が下がり，口元がくぼみ老け顔になる．

義歯なし　　　　　　義歯あり

くなることもある．この逆流性の肺炎を予防するためにも，口腔ケアにより口腔内の清潔を保たなくてはいけない．

　胃瘻の使用に至る前に，自分の歯で噛むことの楽しさ・快適さを患者に知ってほしい．これを教えることは，歯科医療に携わるすべての者の役割であることを確認しておきたい．

3 — 求められる歯科医療と介護予防

1) これからの歯科医療形態

　社会の高齢化にともない，歯科医療の役割にも変化が生じてきている．これまで歯科診療所で完結していた我々歯科医師の医療行為も，2025年には団塊の世代が75歳を迎えて高齢者人口は増加し，その後2040年頃をピークに減少していく今後の人口動態に大きく影響を受けてくると想像されている．その歯科医療体制の変化を厚生労働省の検討会が描いているので引用してみる（図6）[7]．

　高齢化に対しては，これまでの診療所における外来診療を中心とした医療体制に加えて，入院患者や居宅療養者等の方々への訪問診療も含めた，体制構築が必要であることは既に指摘されている．それとともに，必然的に歯科医療関係者以外の他分野の医療関係職種との連携が，今より増して求められてくるであろう．

　日常生活の自立度や疾患等による全身状態，さらには加齢に伴う変化の状況等が様々である高齢者においては，訪問診療が増加してくるなど，歯科医療を提供する場所や治療内容等が多岐にわたってくる．このために，地域包括ケアシステム（図7）[8]を中心としたなかで，他職種と協働する診療形態をとることが，医療提供の考え方の中核となって進んでいくようになるであろう．

2) 介護予防としての口腔ケア

　健康な高齢社会の実現のためには，生活の質を向上させて健康寿命を延ばすことを目的として，自立した生活が続けられるように介護予防としての種々な施策を実施するとともに，介護状態にある人たちには症状を悪化させることなく，少しでも改善した自立した生活に戻れるように，援助することが必要となってくる．

　介護予防のなかには，全身的なケアとともに，我々の専門領域である「口腔ケア」の有効性・必要性が認められて，2006（平成18）年の「予防重視型」に転換した介護保険法の改正において，口腔ケア処置も介護予防の一つとして織り込まれていることは前述した．

　「口腔ケア」は，歯科疾患予防の施策として存在するのみでなく，今後は従来の歯の形態回復を対象とするのみではなく，摂食嚥下などの機能回復に対応した施策を積極的に行っていくことが求められてくるので，本書では詳述したい．

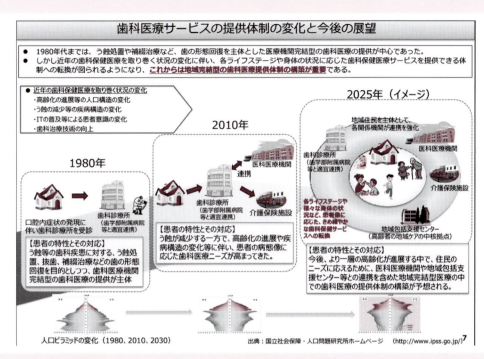

図6 厚生労働省の検討会が描くこれからの歯科医療形態（厚生労働省[7]）

社会の高齢化に伴い，これまで診療所内で完結していた歯科医療が，入院患者や居宅療養者等への訪問診療も含めた体制を構築することが必要となってくる．

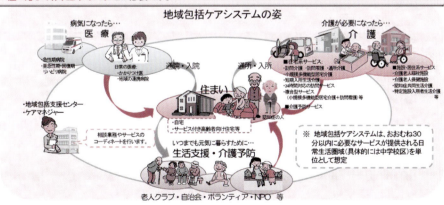

図7 要介護状態の高齢者を支える地域包括ケアシステム（厚生労働省[7]）

歯科医療を提供する場所や治療内容等が多岐にわたる今後の高齢社会では，地域包括ケアシステムのなかでの診療活動が求められてくる．

4 ─ むし歯予防と8020運動

　健康長寿を目指すための介護予防の立場からみると，加齢的に口腔内の歯の欠損が増加していくことは，大きな負の要素となってくる．

　ところで，歯の欠損の大きな原因の1つであるう蝕については，最新の2016年度歯科疾患実態調査の報告によると，筆者らが勤務している新潟県において，12歳児の1人平均むし歯数（治療済の歯を含む）が0.44本と全国最少値を示し，なんと17年連続日本一を達成したという素晴らしいニュースが飛び込んできた（図8）[9]．

　そのニュースによると，新潟県は1981年に子どものむし歯予防に重点を置いた「むし歯半減10か年運動」を開始したが，その当時の12歳児は90%以上がむし歯をもち，1人平均むし歯数が5本以上という状況であったという．それから30年以上にわたり，県歯科医師会，大学，県教育委員会等が連携を図り，全国に先駆けて，学校等における集団フッ化物洗口や，学校と歯科医院が連携したむし歯予防を積極的に推進してきた．

　その結果，現在の12歳児のむし歯数は11分の1以下に減少し，12歳児のおよそ5人に4人はむし歯（治療済も含む）が1本もない口腔内となっている．

　一方，高齢者の口腔環境の改善についての運動については，1989年より厚生行政と歯科医師会を中心に推進している「8020運動」がある．80歳になっても食生活を満足させることができる20本以上の歯を保とうという運動である．

　この運動は健康長寿を得ようとする社会の要望に呼応するように，全国的に大きな成果を上げつつあって，2016年の達成者は51.2%を示す[10]など，高い実績をみせている．

　しかし残念ことに，新潟県においては2015年の達成率は39.1%と報告されており[9]，全国平均より10数%低い値となっている．

　前述したように，新潟県の12歳児において獲得されている優秀な口腔環境が，加齢とともに保つことが困難になっているとしたら，大変残念なことである．この現象を詳細に分析して，早急に有効な対策を実行したいものである．

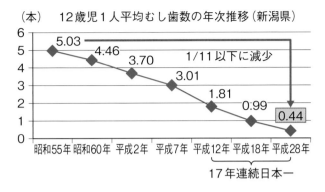

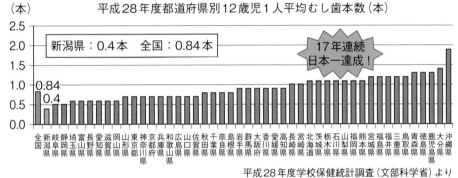

図8 新潟県の12歳児の1人平均むし歯数（治療済の歯を含む）は0.44本と全国最少で，なんと17年連続日本一を達成した〈2016（平成28）年歯科疾患実態調査（新潟県実施）[9]〉．

第一部

健康寿命を支える咀嚼機能

ヒトはどのようにして咀嚼しているか？

　咀嚼機能が障害なく行われていることが，健康長寿実現の基本である．
　加齢とともにう蝕や歯周病により歯列が崩壊してくると，種々の補綴装置により歯列の形態と機能の回復がはかられることから，ここで私たちがどのように口腔内の歯・歯列を使って食物を咀嚼しているか記してみたい．
　臼磨運動をしている草食動物の咀嚼行動を観察すると，その多くでは左右側どちらか一側のみで連続した臼磨運動を行っている．肉や野菜類を混合して食べる雑食動物に分類される我々ヒトは，どのように咀嚼しているであろうか？

 ヒトは左右側交互に噛んでいる

　ヒトは一側の歯列のみで咀嚼するのではなく，無意識のうちに左右側の歯列を交互に変更しながら咀嚼し，粉砕した食物を舌背上で食塊に形成して嚥下に至り，食事を楽しみながら誤嚥性肺炎をも予防している．その様相を記してみよう．

 1）左右側交互の歯を乗り換えて咀嚼

　食物粉砕に大きく関わるのが咀嚼筋であり，そのなかで最大の筋である咬筋の活動を左右側両側で筋電図として記録すると，咀嚼回数とともに，左右側のどちら側で咀嚼したかを知ることができる[11]．
　健全な被験者の咀嚼開始から嚥下終了時まで，咀嚼筋の振幅値変化の様相を図9のように観察すると，咀嚼を同一側で数回行い，次いで咀嚼側を反対側の歯列にと交互に代えながら，嚥下に至る過程がみてとれる．
　その咀嚼行動の様相を模式的に描いてみると，図10のように表すことができる．

 2）舌背で食塊形成し嚥下

　咀嚼の過程は，まず食物を左右側いずれかの歯列で噛み取り，頰側から舌側方向に滑走する下顎の側方運動によって，上下大臼歯の咬合面間で食物を粉砕し，その粒子を舌背上に移送している．続いて咀嚼は対側に移り，咬合面上に送り込まれた大きな粒子を数回咀嚼・粉砕し，さらに咀嚼側を対側に移し粒子を細かく

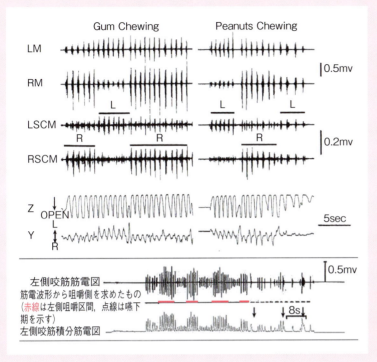

図9 ガム，ピーナッツ咀嚼時の左右側咬筋(LM, RM)と胸鎖乳突筋(LSCM, RSCM)の表面筋電図および切歯点部の下顎運動記録（河野，2010.[11]）

上図は左右側の波形振幅を比較して，波形の大きな側が咀嚼側であることが判定できる．また，上図の下段の切歯部の運動記録〈Z：上下方向，Y：左(L)，右(R)〉からの判定を加えて，左側歯列での咀嚼区間を「L」，右側歯列での咀嚼区間を「R」で筋電波形上に表示した．

下図に咀嚼時の左側咬筋筋電図の積分波形を示す．波形振幅の大きな咀嚼側と小さな振幅の非咀嚼側とが数回ごとに交代しているのがわかる．

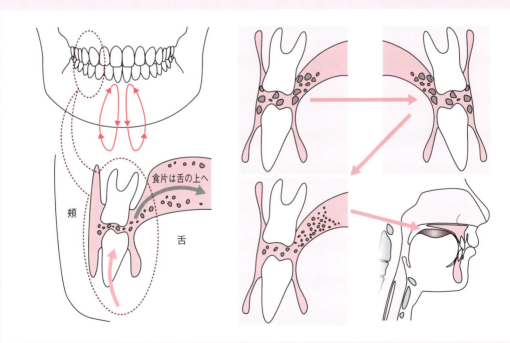

図10 粉砕・食塊形成の咀嚼模式図

左図：咀嚼1回のストローク中の下顎と歯列の動きを模式化して示す．食物粉砕時の1回のストロークを拡大してみると，下顎は外（頰）側から内（舌）側へと動き，上下臼歯の側方滑走で食物を細かく臼磨し，粉砕された食片を口腔前庭部に落とすことなく舌の上に移送していく．

右図：左右の歯で交互に噛みながら食物を粉砕していく．健全な咬合を持つ被験者の自由咀嚼では，同一側で数回の咀嚼を行い，次いで食物を反対側の歯列に移して数回の咀嚼と，咀嚼側を交互に代えながら咀嚼しつつ，粉砕粒子を舌背上に集めて食塊を形成して，嚥下に至る[11]．

I．ヒトはどのようにして咀嚼しているか？　15

粉砕しつつ食物を舌背上に集め，口蓋との間の空間で唾液と混和して食塊形成を行い，嚥下へと進行していく（図10）．

3）食物粉砕行動を詳しくみる

　咀嚼過程のなかから1ストロークの下顎の動きを取り出してみると，図10左図に表すように，開口した下顎が外側方から咬頭嵌合位に向かって閉口しながら，上下大臼歯の咬合面間で食物粉砕を行う．さらに下顎が噛み込み閉口して食物を粉砕して粒子が小さくなってくると，上顎の頰側咬頭が下顎の頰側咬頭を被蓋する形で咬合面が接触することから，下顎頰側咬頭は上顎頰側咬頭の内斜面を舌側方向へ滑走して咬頭嵌合状態となり，細かくなった粒子は口腔内へと移送されていく．

4）咬合面形態と咀嚼筋

　食物を粉砕する咀嚼時に力を発揮する筋は，下顎角部から頭部の頰骨弓付近へと走行する咬筋と，咬筋に対面するように下顎骨角部の内側面から頭蓋底を形成する蝶形骨に走行する内側翼突筋である．咬筋と内側翼突筋は下顎角部を内側と外側からつり上げている形となっており，それぞれが独立にしかも連携しながら筋収縮することにより，咀嚼側にある下顎骨を内側へと，同時に対側の下顎骨を外側へと側方向に動かし，上顎と咬合する機能を果たしている（図11）．

　このように咀嚼・粉砕していることから，下顎歯列の頰側咬頭が上顎歯列の頰側咬頭の外側に咬頭嵌合している反対咬合を示す症例では，通常の側方滑走運動では効率的な食物粉砕は行えない．反対咬合歯列は形態的にも機能的にも不正咬合であるといえる．

2 — 上下の咬合面間に圧搾空間（SR）を形成

　ヒトの側方滑走運動により，上下顎の大臼歯の咬合面間で，効率的な咀嚼・粉砕が行われている様相をコンピュータ・シミュレーション解析した報告がある[12]．

1）咀嚼運動のコンピュータ・シミュレーション

　咀嚼の過程で，咬合する上下の大臼歯咬合面間に，食物を粉砕する空間「圧搾空間・SR（Squeezing Room）」が形成されていることが明らかとなっている．その解析方法を図12で説明する．

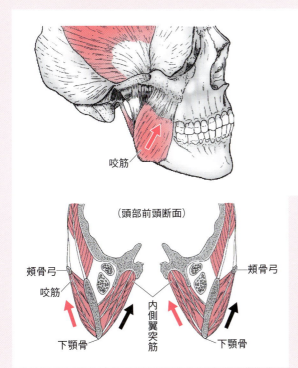
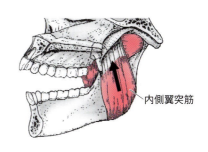

図11　咀嚼時に働くおもな閉口筋は咬筋と内側翼突筋

咬筋中央部で頭蓋を前頭断した図を下段に示す．咬筋と内側翼突筋は下顎骨の角部をそれぞれ内側面と外側面からつり上げ，前者は頬骨弓に，後者は頭蓋底を形成する蝶形骨に固定されている．内側翼突筋と咬筋は，それぞれが独立にしかも連携しながら色矢印の方向に筋収縮することにより，咀嚼側にある下顎骨を上内側方向へと，同時に対側の下顎骨を上外側へと動かし，下顎歯列を上顎歯列に側方滑走させながら，上下臼歯の咬合面間で食物を粉砕している．

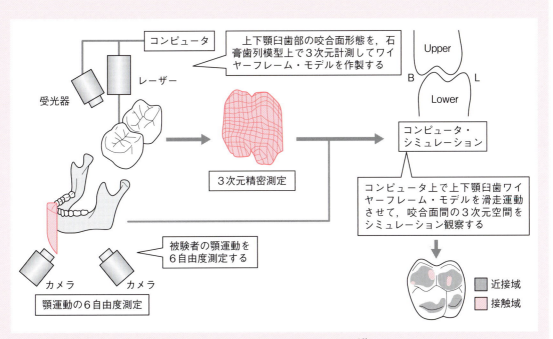

図12　咀嚼運動のコンピュータ・シミュレーション法（渡部，1995.[12]）

被験者の石膏歯列模型から上下顎第一大臼歯の咬合面形状をレーザー走査して3次元測定し，コンピュータ上に咬合面のワイヤーフレーム・モデルを製作する．また，同被検者の下顎運動を6自由度測定して，得られた咀嚼運動データを使用してコンピュータ上で咬合面モデルを側方滑走運動させ，上下顎第一大臼歯咬合面間に生じる3次元空間をヴァーチャルに再現して観察する．

正常咬合者の石膏歯列模型から，上下顎第一大臼歯の咬合面形状を3次元測定して，コンピュータ上に咬合面のワイヤーフレーム・モデルを製作する．次に，同一被検者の下顎運動を測定して，得られた下顎運動データからコンピュータ上で咬合面モデルを側方滑走運動させて，上下顎第一大臼歯咬合面間に生じる3次元空間をヴァーチャルに再現して観察している．その結果をみてみよう（図13）[12]．

2）圧搾空間（SR）で食物粉砕

　食物の粉砕が始まる咬頭嵌合位から下顎が2mm滑走移動した側方位では，上下咬合面の間には，上顎第一大臼歯の咬合面上に示すように，コの字形の大きな空隙ができている（図13右図）．この側方位から下顎が咬頭嵌合位へ噛み込んでいくと，咬合面間の空間領域が，次第に埋められていく（図13中図）．この上下顎の咬合面間に形成される空間内にある食物は，側方滑走運動によって空間が閉鎖され粉砕されていくことになる．食物を圧搾粉砕しているこの空間は，発見した渡部[12]によって「圧搾空間（Squeezing Room：SR）」と名付けられている．

　上下顎の咬合面間に圧搾空間が形成されるには，上下の頰側咬頭が大きな役割をしている．

　2mm側方位において第一大臼歯部の頰舌側を結ぶ前頭断面をコンピュータ上で製作してみると，図14中図のように圧搾空間の形成には，食物粉砕に直接的に関与しないと考えられていたことから，非機能咬頭と呼ばれている上顎頰側咬頭の存在が重要な役を果たしていることがわかる．

3）粉砕粒子は口蓋側から排出

　圧搾空間（SR）で粉砕された粒子は，図15に示すように，下顎が頰側から舌側方向へと動く側方滑走運動によって咬合面の近心隣接部より口蓋側の口腔内へと搬出され，反対側歯列の咬合面間でさらに粉砕される．あるいは細かく粉砕されていれば，舌背上に集積されて嚥下の過程へと移る．

　圧搾空間から粉砕食物が近心隣接部より口腔内へと搬出される様相は，圧搾空間を近遠心方向に矢状断面をコンピュータ上で作成してみることで明らかになる（図15右）．この断面をみると，遠心側は上顎第一大臼歯の斜走隆線によって封鎖されているが，近心辺縁隆線部には対合歯咬合面と近接する部分は存在せず，圧搾空間は近心舌側方向には開放されている．この部位から頰側から舌側方向に移動していく対合歯によって，粉砕粒子が口腔内へと押し出されていくことがわかる．

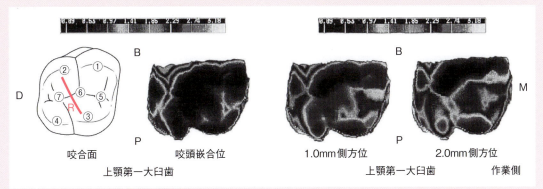

図13 上顎第一大臼歯の咬頭嵌合位，1mmおよび2mm 側方位における咬合面間の対合関係を示す（渡部，1995.[12]）

　左図に上顎第一大臼歯の咬合面を示す．①近心頬側咬頭，②遠心頬側咬頭，③近心舌側咬頭，④遠心舌側咬頭，⑤近心小窩，⑥近心中心窩，⑦遠心中心窩，R：斜走隆線

　右図に対合歯咬合面間隙を図示する．対合歯との間隙量は，上方のカラーバーに従い表示し，左方の黒が最も近接していることを表す．咬頭嵌合位においては（左から2図目），咬合面のほぼ全体が黒で表され，上下顎歯が接触あるいは近接した状態となっていることを示している．

　右の2図は，1.0mmおよび2.0mm側方位における咬合面間隙を上顎咬合面上に示す．下顎の側方移動に伴い，上顎第一大臼歯の頬側咬頭内斜面，斜走隆線，近心舌側咬頭内斜面は対合歯と近接した状態にあることがわかる．

　一方，近心舌側部は上下顎咬合面の間隙量は大きくなる．その結果を咬合面上に示すと，近心舌側方向に「コの字形」に開放された領域が形成されてくる．この領域が対合歯の咬合面間に圧搾空間（SR）を形成している．

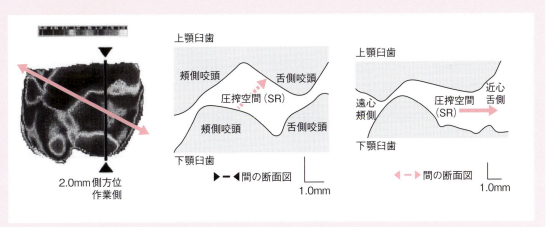

図14 圧搾空間の頬舌および近遠心断面図（渡部，1995.[12]）

　2.0mm側方位における対合関係を立体視するため，左図に示す咬合面上の矢印線部で頬舌的断面（中図），および近遠心断面（右図）を作成する．

　頬舌断面（中図）では上下顎の頬側咬頭により閉鎖された圧搾空間（SR）が形成されており，食物粉砕のために下顎が咬頭嵌合位に向かって移動していくと，下顎臼歯の頬側咬頭が点線矢印のごとく上顎舌側咬頭に向かって近接して，圧搾空間が縮小する．これによって圧搾空間内にある食物は粉砕される．一方，近遠心断面（右図）で示すと，咬合面遠心部は対合歯と近接し，矢印で示す近心舌側方向は解放された形態となっている．

このようにして，圧搾空間で粉砕された食物は唯一開放されている近心舌側から固有口腔に送り出され，自動的に歯列舌側方向へと移送されていく（図15）と説明できる結果が得られている[12]．

4) 対側での咀嚼が始まる

咀嚼運動により歯列が側方位から咬頭嵌合位へ噛み込み，上下顎咬合面間の圧搾空間がつぶれることで，食物は粉砕されるとともに，食片が自動的に近心舌側から口腔内の舌上や，さらには対側の咬合面上に移送される（図10）．

対側に移動した食片は咀嚼側を変えて反対側の歯列で噛み粉砕されて，さらにまた咀嚼側を乗り換えながら咀嚼が進行していくことになる．このように，左右側の歯列を交互に使用しながら咀嚼し，粉砕粒子を舌背上で唾液と混和して食塊に形成して，嚥下に至っている．

天然歯の咬合面形態は，このように食物粉砕について見事な機能的合理性を保っている．

顎運動と咬合面形態のコラボで両側咀嚼

前項に記したように，左右両側の歯列を数回ずつ交互に交換しながら行う咀嚼運動によって，上下顎の咬合面間に生じる圧搾空間（SR）が食物の粉砕と移送に大きな役割を果たしていることが明らかになってきた．SRを使った食物粉砕が摂食行動のうえで，どのような機能を果たしているか，次に詳しく記してみたい．

1) 能率的な左右両側を使う自由咀嚼

ヒトは意識的に片側咀嚼が可能である．仮に片側咀嚼のみで食事をしたとすると，嚥下までの咀嚼回数は両側歯列を使った自由咀嚼に比較しておよそ10％増加する[13]．いい換えれば，片側咀嚼によれば咀嚼効率が1割程度低下することになる．この結果は，自由咀嚼がヒト本来の咀嚼行動パターンであることを示しているといえよう．

さらに片側咀嚼によると，粉砕した食物が舌背上に移動しにくくなり，口腔前庭に残留してくる（図16）．このため口腔内の清潔が保たれず，口腔内の細菌数が増大して，特に高齢者においては誤嚥性肺炎を引き起こすなど，健康維持に種々の問題が起きてくる．

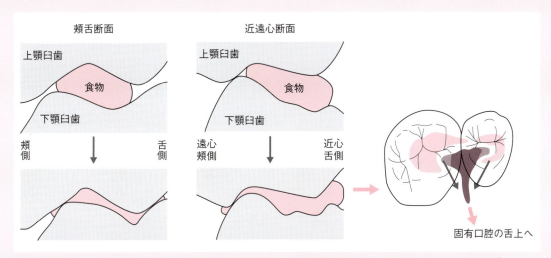

図15 咀嚼時の圧搾空間と食物の関係を頰舌側断面および近遠心断面上で考える（渡部，1995．[12]）
　上下顎咬合面間に作られる圧搾空間に取り込まれた食物（左上図）は，咀嚼の終末期に圧搾されるが，頰舌的には流れず（左下図），近心舌側方向へと流れていく（中下図）．
　この様子を咬合面観として右図に示す．側方位において形成される圧搾空間に取り込まれた食物は，咬頭嵌合位へと噛み込む間に圧搾空間が閉鎖され，食物は粉砕されて舌側方向へと口腔内に移送されていく（右図）．

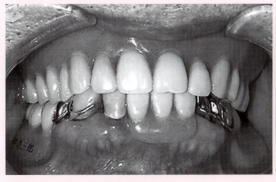
口腔清掃直後

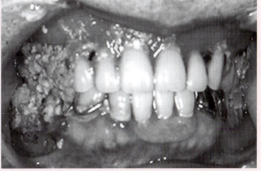
片側咀嚼

図16 片側咀嚼により口腔内に粉砕食品の残留がみられる
　片側咀嚼筋の運動麻痺により左右側歯列を使った咀嚼が上手に行われず，咀嚼前に清掃した口腔内（左）の状態が，口腔前庭に多量の粉砕食品の残留がみられてしまう（右）．

Ⅰ．ヒトはどのようにして咀嚼しているか？

2) 舌背上で効率的な食塊形成

　左右側のいずれかが噛みにくい状態の口腔内であると，仕方なく片側咀嚼に頼ることになる．しかし，ヒトに本来備わった咀嚼行動は，両側歯列を交互に使用して食物を効率よく粉砕し，唾液と混和しながらその食物を舌背上に移送して，舌と口蓋との間で食塊形成をしながら嚥下している．

　このような咀嚼機能を維持して円滑な嚥下機能に結びつけるためには，常に両側歯列を使用した自由咀嚼ができる咬合を，補綴治療により回復しておく必要がある．

 3) 片側咀嚼は自浄作用が低下し食物が残留

　片側咀嚼は能率よく噛めないばかりでなく，粉砕された食物が歯と頬の間の口腔前庭部に溜まってしまい，上手く飲み込むことができない．

　口のなかに残った食片は，歯の表面に貼り付いて歯垢や歯石となって，これが歯周病に罹患する大きな原因となってしまう．

　ヒトの片側咀嚼と，通常の咀嚼の様相を比較してX線ビデオで観察した結果によると，片側咀嚼では粉砕食物は咬合面から頬側に滑り落ちて口腔前庭に貯留してしまい，食塊形成も嚥下もできない様相も確認されている (図17)[11]．

　細かく粉砕された食物が口腔前庭に落下する前に，粉砕食物を一塊として対側に移してさらに咀嚼を続けながら，左右の片側咀嚼を交互に繰り返すことで粉砕食物は固有口腔内に運ばれ，舌背と口蓋の間で食塊が形成されて，円滑な嚥下を行っているのがヒトの咀嚼行動である．

 4) 歯列欠損の放置は危険

　歯が欠損して歯列が崩壊してくると，咀嚼側を左右に乗り換えながら咀嚼することができず，一側のみでの片側咀嚼を行い嚥下に至ることになる．片側咀嚼は口腔前庭に粉砕食物が溜まるだけでなく，口腔細菌の繁殖する危険性が増大する．これが歯頸部う蝕や歯周病の原因となり，口腔の健康保持にとって種々の不都合な現象が生じてくる．

　高齢者の誤嚥性肺炎を予防するためにも，ヒトの咀嚼行動を理解して，左右両側歯列を使用して常に咀嚼できるように，片側咀嚼を回避できるように欠損部位の補綴修復をすみやかに行うことは重要である．

　この片側咀嚼の引き起こす障害の治療には，図18の症例であれば下顎欠損部

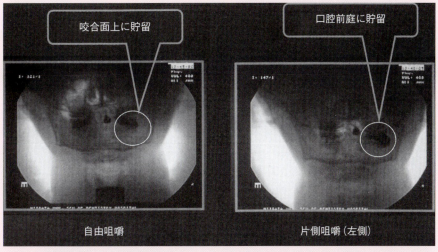

図17 片側咀嚼と自由咀嚼の相違点　X線ビデオで食塊貯留の様相を観察（河野，2010.[11]）
　片側咀嚼と，通常の自由咀嚼を比較したX線ビデオで観察した．造影剤含有クッキーをそれぞれ20回咀嚼した時点の前頭面VF像を示す．片側咀嚼（右図）では，口腔前庭部に食塊貯留がみられている．一方，自由咀嚼（左図）では咬合面上に食塊が存在している．

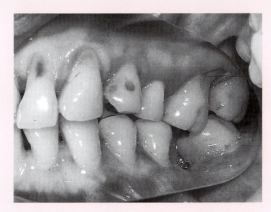

図18　下顎大臼歯欠損例の補綴処置について
　下顎欠損部にブリッジ補綴をすることになるが，その際に欠損部位に挺出してきている上顎臼歯の咬合面形態を修正して，咬合弯曲の連続性が保てるように修正する必要がある．これにより咬頭干渉，効果的な咀嚼行為が期待できる．

にブリッジ補綴をすることになる．その際に欠損部位に挺出してきている上顎臼歯の咬合面形態を修正して，咬合弯曲が滑らかな状態に設定することで，咀嚼時の咬頭干渉を予防する配慮が必要であることまで，治療に配慮したい．
　また，遊離端欠損症例については，補綴処置をすることなく放置すると片側咀嚼の原因となる．遊離端義歯の装着によって片側咀嚼を解消できる[14]ことについて章を改めて述べてみたい（p.104以降参照）．

Chapter II 天然歯は大切に

　歯の喪失数が増加してくると自立した栄養摂取は徐々に困難となり，要支援，要介護への道に進む危険性が増してくる．そこで，歯の存在が全身の健康にどのように関係しているかを，ここで整理してみたい．

1 ― 噛むことと健康

　健康な自立した生活を営むためには，十分な栄養を摂取しなければならないことは自明なことである．この栄養摂取には食物を粉砕し安全に嚥下するために，歯が大きな役割を果たしていることを記してきた．
　では，歯が喪失してくると健康状態の保持がどのように困難となるかについて，さまざまな面から考えてみたい．

1）健康寿命の延伸と歯

　栄養摂取に直接的な関与をしている歯は，口腔内における存在歯数が健康を示す代表的で強固な指標といわれる程に，これに関して長期間にわたる調査が数多く行われている．そのなかから，機能する歯数と生命予後との間に有意な関連があるとする報告を記してみたい．
　その一例を記すと，5,000人を超える40〜89歳の日本人を対象とした15年間コホート調査では，う蝕などの治療を経て機能可能となった歯を含めた歯数が10歯以上の群に比べて，10歯未満群では男性で死亡率が1.3倍高いと報告．とくに80歳以上では，10本以下と10本以上で有意に死亡率に差があったという[15]．また義歯の使用に関してみると，女性では義歯装着群の生命予後が，義歯未装着群に比べて有意に高いという結果が示されている[16]．
　上記の報告で分析対象としている残存歯が10本の症例であると，上下顎で咬合している歯は5組程度で機能状態が非常に低い口腔状態であることから，理解しやすい結果であるともいえよう．
　一方最近になると，分析パラメータの残存歯数を20歯としている報告がみられる．65歳以上の日本人21,730人を対象とした4年間コホート調査では，死亡率は20歯以上群に比べて，10〜19歯（義歯なし）群で1.3倍，0〜9歯（義歯な

し）群で1.7倍であると報告している[17]．また，40〜79歳男性7,779人を対象とした調査では，40〜64歳で20歯以上群に比べて，10〜19歯群の死亡率は1.9倍，0〜9歯群で2.8倍であったと報告[18]している．

このように歯数と寿命との関連については，歯の喪失防止が寿命延伸に貢献しており，また歯を喪失しても，義歯等の補綴によって生命予後は一定の改善が期待できることが，長期間のコホート調査によって明らかにされてきている．

これらの報告の大部分は，口腔内に存在する歯の本数を調査項目としている．しかし栄養摂取に関わる咀嚼機能は，上下顎の歯が咬合して行われることから，口腔内の残存歯数ではその機能を判定することは困難な点もある．

最近になって，Eichner 分類（図19）[11]に代表されるような臼歯部での咬合支持数を評価項目として使用する研究が見られてきており[19,20]，咬合と咀嚼機能さらには全身の健康との関連が解明されていくことを期待したい．

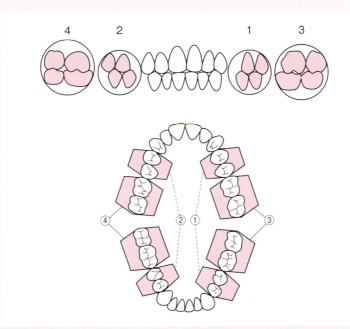

図19　Eichnerの咬合支持域（河野，2010.[11]）
　咬頭嵌合位における安定な咬合接触は，左右側それぞれの小臼歯部と大臼歯部の合計4部位によって支えられており，この部位を「咬合支持域」と呼んでいる．四つの咬合支持域を頰側面観（上図），また咬合面観（下図）として示す．

Eichner分類の解説 ── 咬合支持域の説明

- 歯が多ければよく噛めるというデータを考えてみたい（図20，21）.
  歯の咀嚼機能は上下の歯の組み合わせで生じてくる．咬合支持域が存在しているか否かが重要である．口腔内に存在している歯数のみでなく，どのように咬合しているか図20，21を参照しよう.

2) すばらしい欠損歯数の減少傾向

　口腔衛生状態が改善してきている現在でも「加齢に伴って欠損歯数が増加する」現象には変わりない．しかし，最新の歯科疾患実態調査の報告[10]にみるように，国民全体の欠損歯数は減少しており，特に後期高齢者における欠損歯数は，1993（平成5）年には1人平均21.4本であったものが，2016（平成28）年には10.3本と，直近23年の間に喪失する歯数は半減している（図22）.

　また，前述のように「8020運動」の達成者は，2016（平成28）年には51.2%を示す[10]など，大きな実績をみせている.

　加齢により口腔内の歯数は減少し，欠損歯数が増加していくことは一つの加齢

図20　Eichnerの欠損歯列分類から考える（河野，2015.[21]）

　四つある咬合支持域により咬合の安定が保たれているEichner理論を展開して，咬合支持域が一つ欠けるごとに歯列の咬合は不安定となる.

　これを利用して補綴処置の予後を加味した欠損補綴分類を考えることができる．仮に欠損歯数8本を例に考えると，図のごとく欠損部位により咬合支持域の数は0から4までに偏在している．咬合支持域の数が減少すると咬合は不安定になることから，口腔内と顎関節の機能状況を予測するには，欠損歯数より咬合支持域数を基準として評価することが合理性を持っていよう（四角で囲んだ部位が咬合支持域，欠損歯は横線により消している）.

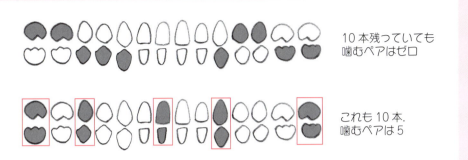

図21 咀嚼能力は残存歯の噛み合わせ歯数に影響される
　欠損歯数が増大してくると咀嚼行動に支障を来してくるが，その原因は上下の歯が噛み合わなくなることに原因がある．したがって，残存歯が10本の場合でも，上図に示すように黒で塗った残存歯が上下で噛み合わない症例では，ほとんど咀嚼行動は行えない．一方，残存している10本がそれぞれ咬合している状態であると，5か所で咀嚼行動が生じ得ることになる．
　咬合している所を赤枠で囲んだ．

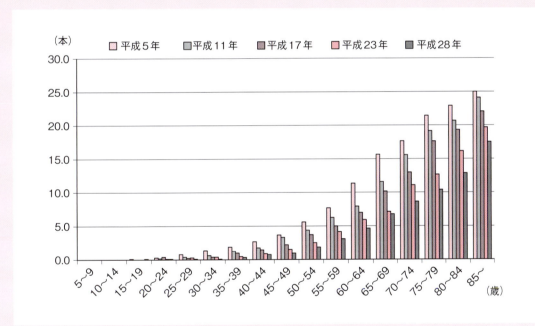

図22　永久歯喪失数1人平均値の年次推移・「平成28年歯科疾患実態調査」より（厚生労働省[10]）
　後期高齢者における欠損歯数は「平成23年」から「平成28年」と近年は大きく減少している．機能する天然歯が増加していることは，国民自身の「口腔ケア」に対する意識向上によるものであろう．

現象であるが，近年欠損歯数が減少して，口腔内で機能する天然歯が増加していることは，歯科医療関係者の努力や国民自身の意識向上による「口腔ケア」の成果であるといえよう．

歯の存在が健康長寿の獲得には不可欠であることから，日常的な口腔ケア遂行の重要性が科学的に示されてきていることは喜ばしいことである．

3) 歯の喪失で死亡率が高くなる

口腔内の歯数は長寿と関連していることについては前述した．この現象は，いい換えれば歯数が減少する ⇨ 栄養摂取が低下 ⇨ 疾患にかかりやすくなる ⇨ 死亡率は高くなる．こんな観点で歯の大切さを再度考えてみよう．

歯が減少してくると口腔機能低下が生じ，これにより栄養摂取の変化が考えられている．摂取不足になるのは，主に食べにくい生野菜類である．野菜不足は心疾患，脳血管疾患を発症しやすい環境を作り出している．

その結果，歯数が減少していても食事が高カロリー高脂肪になると太る．さらにまた歯の減少によって，長期間にわたり野菜や果物の摂取が不足することが，歯周病の発症へと結びつきやすいと警鐘が鳴らされている[22]．

例を挙げると，日本の歯科医師2万人を調査した結果，歯数の減少とともに，野菜類，カロテン，ビタミンCの摂取は減少し，逆に，総摂取エネルギー，炭水化物，米，菓子類は増加したと報告している[23]．またスウェーデンにおいて，55〜84歳の16,000余人について22年間追跡した調査では，野菜の摂取が不足し，炭水化物や脂質の摂取が増えた結果，高齢者の肥満により，前項に記した疾患が問題となっている[24]．

歯周病は歯の喪失の最大原因であることは次項において記すが，この歯周病は全身の疾病と深い関係があることはよく知られている．たとえば，歯周病は心血管系疾患との関連が疑われていることからも，高齢者において歯の喪失率は高くなってくることが想像される．

2 ― 歯の喪失原因は歯周病が第1位

永久歯の歯の喪失は，そのほとんどが歯科医師による抜歯によって生じている．そこで，2005年に全国2,000余の歯科医院で行われた全国調査結果[25]から抜歯の原因をみてみよう（図23）．

最も多い原因は歯周病・42％で，次いでう蝕・32％，第三大臼歯の抜歯・

13％，破折・11％，矯正・1％の順となっている．

　また年齢階級別に抜歯の原因をみると，歯周病と破折による抜歯は中高年に，その他（多くが智歯）と矯正は若い年代に多く，う蝕はどの年齢層でも多くみられている．

　抜歯実数が最大を示す60〜64歳では，図23に示すごとく，抜歯原因に歯周病の占める比率が最大を示しており，この年代の歯周病予防と治療の確立が求められていよう．

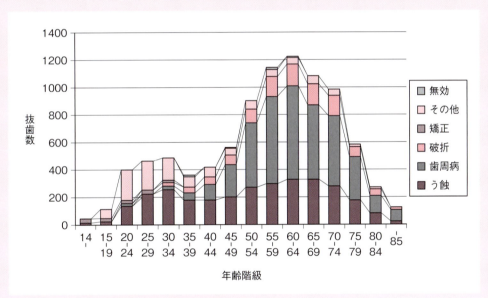

図23　抜歯した数とその原因を年齢階層別にみる（安藤，2005.[25]）
　若年層では第三大臼歯の抜歯や事故による抜歯が主である．中高年層では歯周病による抜歯が増加しており，この年代の歯周病予防と治療の確立が望まれる．

3 — 加齢によって歯周病が増加

　口腔内の欠損歯数は，加齢的に増加することを先に記した．抜歯に至る主な原因は歯周病であるが，この歯周病の罹患者は加齢的に増加していくことが歯科疾患実態調査[10]から読み取れる．

　歯周病の有病者を4mm以上の歯周ポケットを有する者として，その割合の年次推移をみると，図24のように，年次的に罹患者は増加して65～74歳が最大値を示している．特に近年において高齢者の増加が著しいことに注目したい．

　この調査から，前項において記したと同様に，高齢者の口腔内に健康な天然歯を数多く残存させるためには，歯周病対策を十分に行うことが「介護予防」の大きな課題であることが，よく理解できよう．

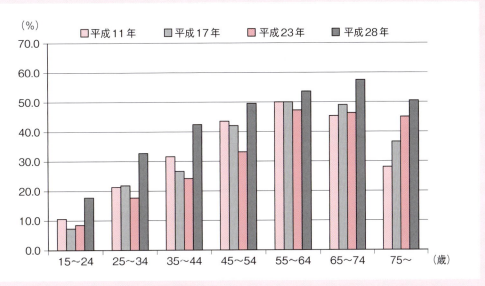

図24 歯周ポケット保有者割合の年次変化[10]
　歯周病の有病状態を4mm以上の歯周ポケットを有する者の割合としてみると，65～74歳が最大値を示し，特に近年においての増加が著しい．

III 加齢変化に抵抗している咀嚼筋

　健康長寿の獲得と維持には，必要十分な栄養摂取を行い，社会性を保つに必要な筋力と気力の維持が必要なことは繰り返すまでもないことであろう．
　しかし，加齢とともにこれらの能力は徐々に減弱していくことは自然の摂理である．筋力は加齢に伴い衰えてくる．しかしそのなかで，食物摂取に主導的役目を果たしている咀嚼筋は，四肢筋とは異なる優れた能力を持っているので記してみたい．

1 ― 高齢者の四肢筋力は加齢により低下，ロコモに注意

　第二部に詳述する事項であるが，加齢による身体の老化からサルコペニア状態になると，筋力や関節の機能が低下して歩行困難や転倒が生じ，ロコモ（運動器症候群）につながりやすい[26]．ロコモは要介護の入り口にある．
　では，加齢によりどの筋力がどの程度低下するであろうか？ 筋力低下は四肢筋のみでなく咀嚼筋にも生じるのであろうか，まずは四肢筋における測定値をみてみよう．
　下肢の筋力の指標として脚伸展力を測定した結果を図25に示す．後期高齢者である75歳では，20歳代の青年に比べて男性で56％，女性では69％の脚伸展力となり，加齢により大きな筋力低下を示している[27]．

2 ― 咀嚼筋力は加齢による機能低下が少ない

　栄養摂取に重要な咀嚼筋にも，加齢変化はみられるのか？ 床義歯を使用している高齢者からは，固い食物が噛みにくいなどの訴えを聞く．その原因は咀嚼筋の老化による筋力低下であろうか？
　筆者らは後期高齢者を対象として，大臼歯部の最大咬合力を測定する機会に恵まれた．新潟で実施した2003（平成15）年度「長寿の秘訣を探る健康診断」の調査参加者のうち，第一大臼歯部で咬合力が測定できた，76歳の322名（男性169名，女性153名）が対象者である（図26）[28]．
　測定対象の第一大臼歯部について，次の3群に分類して分析した．①上下顎が

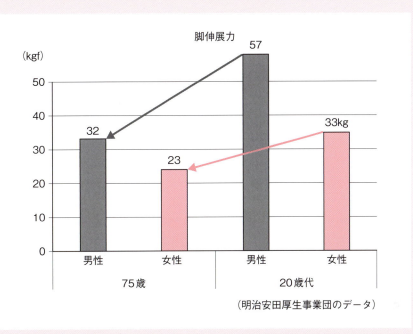

図25 四肢筋力は加齢により低下する（明治安田厚生事業団HP[27]より．http//www.myzaidan.or.jp/wellness/program/pdf/measurement02.pdf. 2017/05/12アクセス）

下肢の筋力の指標として脚伸展力を測定した．20歳代の青年に比べて75歳男性は黒線で示すように56％，女性では赤線のように69％と低下し，加齢により大きな筋力低下を示している．

天然歯で咬合している群，②上下顎のいずれかが欠損し床義歯で咬合回復されている群，③上下顎が床義歯である3群として，測定対象歯がブリッジのポンティックである場合は天然歯咬合群に入れた．

対象青年群の咬合力として，20歳代の歯学生，男性10名，女性10名を被験者に，左右第一大臼歯部で各1回ずつ計測し，大きいほうの値を個人の代表値として採用した．

それぞれの咬合力の測定には，オクルーザルフォースメーター（長野計器製）を使用した（図26）．その結果，上下顎が歯根膜を介して歯槽骨に支持されている天然歯の最大咬合力は，男性47.9±24.5kgf，女性31.8±19.3kgfを示した．これらの平均値は20歳代に比べ，男性は96.7％，女性でも73.8％の値を示し，四肢筋にみられるような加齢により筋力が約1/3に低下する現象[27]は，咀嚼筋では観察されていない．

このような咬合力の測定結果をみると，前述した「高齢者の筋力は低い」という四肢筋にみられる常識は，生命維持に必要な栄養源を摂取するために存在している咀嚼筋には，必ずしも当てはまらないといえよう．

3 — 歯根膜が失われた咬合支持で咬合力は大きく低下

　しかし，上下顎のいずれかが床義歯であると，すなわち片顎義歯・片顎天然歯，あるいは両顎義歯の咬合状態になると，図26に示すようにその最大咬合力は 15.2kgf から9.7kgfと，歯根膜を持つ天然歯が示す47.9〜31.8kgfに対して1/3程度の低い値を示すようになる[28]．

1）有床義歯の限界

　片顎義歯の場合と両顎義歯の間には咬合力に有意な差は存在せず，歯が欠損して上下顎のいずれかでも有床義歯である場合には，両顎天然歯の場合に比べると1/3程度の咬合力に低下している（図26）．

　この結果から，高齢者にみられる咬合力の低下は，咀嚼筋自体の筋力低下によるものというより，残存歯の喪失と義歯の影響によるものだということがわかる．

　すなわち，高い咬合力の発揮には，咬合する上下顎の歯が歯根膜に支持されていることが重要であるということがわかる．

2）有床義歯でご飯や刺身はOK，しかし？

　では，上下顎が天然歯である高齢者と有床義歯を装着した者では，どのような食物咀嚼状況に相違があるのか，前述の咬合力測定被験者に山本式咀嚼能力判定表[29]によるアンケート調査を行い，その結果を図27に示した．

　その結果，上下顎が有床義歯であっても，ごはんや魚類などの日常的な食材は問題なく食べられる．詳細は文献[28]をご覧頂きたい．

　しかし，抵抗性を持つたくあん，ビフテキやたこ，イカ，また破砕性のピーナッツや堅焼きせんべいなどの食品では，歯根膜に支持されたブリッジや天然歯が優位性を持つことから，顎堤に支持された有床義歯には咀嚼能力に限界のあることを示している．

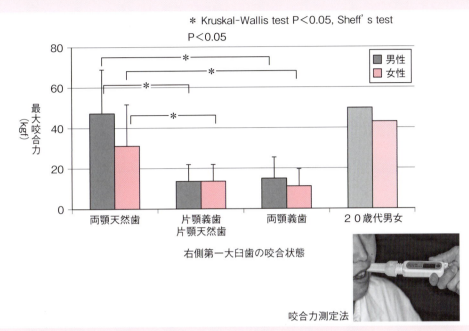

図26 76歳高齢者の第一大臼歯部の最大咬合力を測定（岩舩ほか，2004.[28]）

　76歳の322名（男性169名，女性153名）について，第一大臼歯部の咬合力を測定した．上下顎が歯根膜を介して歯槽骨に支持されている天然歯の最大咬合力は，男性47.9±24.5kgf，女性31.8±19.3kgfと，20歳代に比べ男性は96.7％，女性でも73.8％の値を示し，四肢筋にみられるような加齢による筋力低下はほとんどみられない．

　しかし，上下顎のいずれかの歯が床義歯になると，最大咬合力は15.2kgfから9.7kgfと，歯根膜を持つ天然歯の1/3程度の低い咬合力となってしまう．

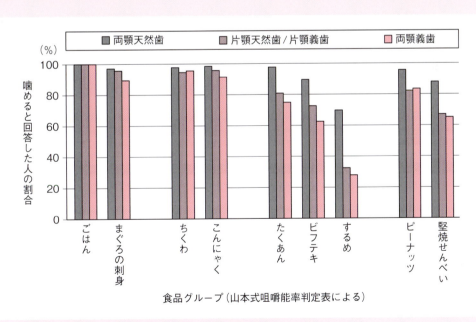

図27 76歳の高齢者の咬合支持状態と噛める食品（岩舩ほか，2004.[28]）

　上下顎が天然歯である高齢者と有床義歯を装着した者の間において，山本式咀嚼能力判定表[29]によるアンケート調査でみられた食物咀嚼状況の差異を，噛める者の割合で表した．上下顎が有床義歯であっても，ごはんや魚類などの日常的な食材は問題なく食べられる．しかし，たくあんや，せんべいなどでは，歯根膜に支持されたブリッジや天然歯が有床義歯に対して優位性を示している．

Chapter IV 歯根膜が支える咀嚼筋機能

1 — 咀嚼機能を保つ歯根膜支持

　咀嚼機能を維持するためには食物粉砕に十分な咬合力が不可欠である．四肢筋は加齢による機能低下を示すが，咀嚼筋の筋力は歯根膜支持の咬合であれば咬合力の低下はほとんどみられない．咬合力が発揮できるか否かは，咀嚼に加わる咬合が歯根膜支持であるか否かが大きな決め手になることを前章で記した．

　歯の欠損が増加する高齢者においても，歯根膜に支持されたクラウンやブリッジのポンティックによる補綴処置であれば，欠損歯数が増加しても，十分な咀嚼能力が確保できる可能性は高い．

　しかし，2015（平成27）年の国民健康・栄養調査[30]に示されている高齢者における口腔状態の現状は，図28に示すように「半年前に比べて固いものが食べにくくなった」，あるいは「左右両方の奥歯でしっかり噛みしめられない」という訴えが50歳代から大きく増加しており，咀嚼能力が加齢とともに低下していることを推測させるものとなっている．

　そこで，口腔内に装着されている補綴装置の種類を年齢階層別に表した調査結果[10]をみると，加齢とともに床義歯の割合が高まることがわかる．このことからも，上述した高齢者における咀嚼能力の低下現象が裏付けられたといえよう（図29）．

　義歯床と顎堤に支持される構造の有床義歯では，歯根膜支持構造のCr-Brに比較して1/3程度の咬合力しか発揮できないことから，十分な咀嚼機能を維持するには，高齢者の口腔内欠損部位を天然歯の支持により補綴できるようにしたい．このためには成人期からの長期間にわたる口腔ケアと歯科治療により，歯根膜の機能保全を十分に行い，高い能力を持つ咀嚼能力を維持できるようにしたいものである．

2 — 歯根膜の構造と機能的特徴

　歯根膜をもつ天然歯が失われると，最大咬合力は1/3に低下することは前述した．口腔の機能を十分に発揮するために必要な歯根膜について，その機能を詳しくみてみよう．

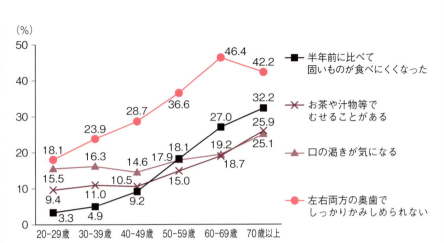

図28 最近変化した口腔内の機能状況を年齢階層別に表示（厚生労働省[30]）
高齢者において，「半年前に比べて固いものが食べにくい」，あるいは「左右両方の奥歯でしっかり噛みしめられない」という訴えが増加し，加齢とともに咀嚼能力が低下していることが推測できる．

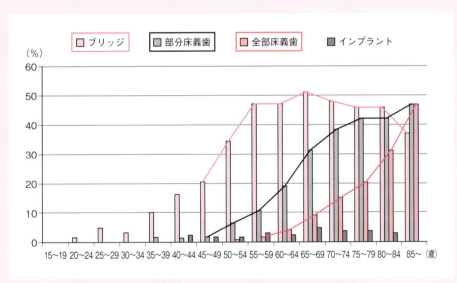

図29 口腔内の補綴装置の種類を年齢階層別に表示（厚生労働省[10]）
加齢とともに床義歯の比率が高まり，高齢者における咀嚼能力の低下が裏づけられる．

1) 歯根膜支持機構の特徴

　歯根膜に支持されている天然歯は，荷重が加わることにより変位する（図30右）．小さな荷重に対しては，おもに歯根膜の歪みにより変位し，垂直方向の荷重（S_1）に対しては1kg荷重に対して20〜30μm程度の変位をみせる．これに対して水平方向の荷重（S_2）には500gまでに対して比較的大きく変位し，その後荷重1kgまで緩やかに80μm程度まで変位して，垂直方向の約3倍と大きな変位を示す性質を持っている（図30右・下段の図）[31]．

 ### 2) 歯根膜感覚と咬合接触

　我々の歯は，ごく弱い100g以下の荷重による咬合によって数10μmの変位を示すとともに，歯根膜内にある機械的受容器が働くことで咬合接触感覚を得ている．
　さらに強い力で咬合すると，上下顎の歯がさらに変位して咬合接触は緊密にな

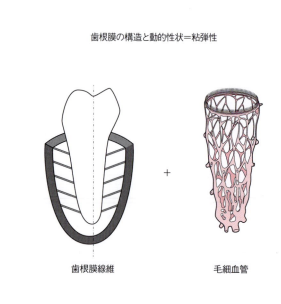
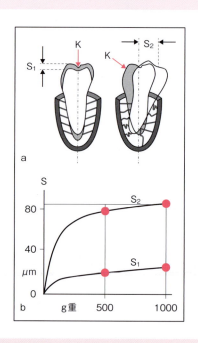

図30　歯根膜構造の特徴と動的性状（田端，河野ほか訳，1982.[31]）
　左図：歯根表面のセメント質と歯槽骨の間に存在する歯根膜は，そのなかでハンモック状に走行する歯根膜線維によって歯を顎骨に固定している．歯が加重されると歯根膜線維が荷重方向に応じて弾性様な変位を示すようになる．また歯根膜のなかには，ネット状に走行する毛細血管網も存在し，歯に加わる荷重に粘性的に変位する対応を示す．
　右図：歯が加重されたときの変位状態を表す「荷重-変位曲線」．歯軸方向に加重したときの変位をS_1，側方向に加重したときの変位をS_2として表す（x軸：荷重，y軸：歯の変位量）．
　歯根膜線維が歯をハンモック状につり下げるように走行しているので，側方向に加重された場合には，歯軸方向に加重した場合の約3倍の変位を示し，歯は側方力には抵抗性が低いことを明らかに示している．

り，咬頭嵌合位においては咬合接触点数も増加してくる（図31）[32]．

このようにして生理的な動揺により上下の歯の位置が変化することで，咬合接触点数が増加してくる．この現象によって，葉物野菜などの噛み切りにくい食品も容易に咀嚼できるようになっている．

3) インプラントでは得られない天然歯のすご技

歯根膜を持たないインプラントであると，植立後の数kgf程度の噛みしめによって観察される歯槽骨内の変位量は，数μmと，ほとんど変位しないことが知られている（図32）[33]．このため，前項で記したような，歯根膜を持つ天然歯が噛みしめ時に咬合接触点数を増すような変化は生じない．

このような性質を持つインプラントでは，ある程度の大きさがあれば固い食物を砕くことは十分できるものの，サラダなどの葉物野菜を上手に噛み切り咀嚼することは難しくなってくることが理解できよう．

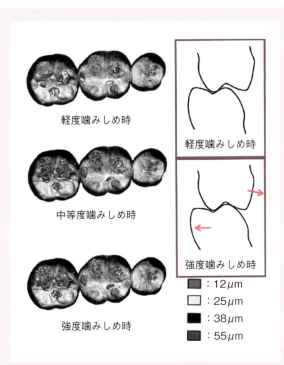

図31 噛みしめ強さの違いで咬合接触点は変化する（岡田，1998.[32]）

軽度の噛みしめ時には咬合接触点数が少数でも，噛みしめ力を増していくと歯が側方に変位することで咬合接触点数は増加する．これにより葉物野菜などの噛み切りが容易になってくる．

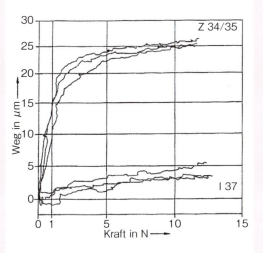

図32 ブリッジの支台となったインプラント体の動的性状を，横軸に荷重と縦軸に変位で表示（Ney, Mühlbrandt[33]）

34/35天然歯と37部のインプラントを支台とするブリッジを垂直荷重を加え，記録された天然歯の変位曲線（Z 34/35 表記の曲線）とインプラント体の変位曲線（I 37 表記の曲線）を示す．顎骨に骨性癒着状態で固定されているインプラント体は，10N（約1Kgf）の負荷に対して数μm程度の変位を示すのみである（変位を表示する縦軸は，図30の縦軸に対して約4倍拡大されているのに注意！）．

3 — 臨床報告からみた歯根膜支持義歯の優位性

　口腔内の歯数が減少してくると，口腔機能低下により栄養摂取が不十分となる．摂取不足になるのはおもに野菜であり，それが原因で心疾患，脳血管疾患の発症しやすい環境を作り，寿命を短縮してしまう因子となることはよく知られている．

　歯が欠損すると種々の構造の補綴装置を使用するが，それらが口腔内の歯数減少を補う機能を果たしているか，臨床報告からみてみよう．

1) 補綴装置の臨床調査報告

　日本において義歯の咀嚼能力を実験的に明らかにした最初の論文は，石原（1955年）によって書かれている[34]．生米を使用したその咀嚼試験論文によると，症例数が十分でないことから明確な結論は得られないとしながらも，総義歯の咬合力は健常者の約20％であると記されている．また多数臼歯欠損例において橋義歯装着後には咬合力が65％程度まで回復し，ほぼ健全の域に近い機能を発揮するものであると報告している．

　近年になり，大阪，東京，兵庫の4か所の患者217名を対象として臼歯部咬合力を測定した報告によると，咬合支持域の数が多いほど咀嚼能率は高いという[19]．

　また，高齢の有歯顎者と義歯使用者各23名ずつを被験者として咀嚼能力を測定した結果[20]によると，5種の評価法すべてにおいて有歯顎者の測定値が義歯使用者よりも高く，6.2から14.4倍の咀嚼能力を示した．また摂取可能食品アンケートではスコア値は1.4倍を示したとして，高い咀嚼能力を得るために天然歯保存の意義を強調している．

　これらの報告は，高齢者においても歯根膜支持のある大臼歯の咬合力は青年と遜色ないほどであるが，欠損部が顎堤支持の有床義歯になると対顎は歯根膜支持の咬合であっても，咬合力は1/3に低下するとした前出の測定結果の報告[28]から考えると，臨床的にうなずけるものである．

　すなわち，よく噛める咬合は，歯根膜に支持された天然歯列＞歯根膜に支持された補綴装置＞顎堤に支持された床義歯，の順となることは，高齢者においても青年と同様の結果を示し，咀嚼機能の維持には咬合が歯根膜によって直接的に支持されていることが欠かせないことを明らかにしている（図33）．

2) 支台歯の欠如は歯周組織の欠如

　良好な咀嚼機能を保つためには，歯根膜に支持された天然歯列が不可欠であ

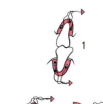
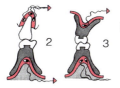

1 クラウン・ブリッジによる補綴
構造：補綴人工歯＝支台歯上に固定・一体化
咬合力支持機構：支台歯の「歯根膜＋顎骨」で支持
発揮できる咬合力：天然歯相当の咬合力

2, 3 可撤性床義歯による補綴
構造：人工歯＋義歯床＝顎堤上に定位
咬合力支持機構：顎堤(粘膜＋顎骨)で支持
発揮できる咬合力：天然歯のおよそ 1/3

図33 義歯の構造により異なる咬合力支持機構

咬合力支持機構の違いで，歯根膜に咬合支持された Cr-Br (図中の1) に対して，上下顎のいずれかでもが，顎堤粘膜に咬合支持された可撤性の床義歯 (図中 2, 3) では，発揮できる咬合力は歯根膜負担性の咬合に対して 1/3 程度までに低下する[28]．

り，また天然歯が失われる大きな原因は歯周病であることは前述した．

歯周病は，歯周組織の炎症の進行により，辺縁歯肉が細菌叢である歯垢・歯石から離れるように歯槽骨が退縮して，それと共に歯の動揺は大きくなり抜歯にまで至る．これによって歯周病自体は消滅するが，歯の欠損という後遺症が残り，咀嚼機能は大きく低下してくる．

そこで，歯周病を予防して咀嚼能力を維持するために，歯周病を引き起こす原因とその治療法の概要について，日本歯周病学会のガイドライン[35]から考えてみよう．

① 歯周病は細菌性プラークから

歯周病を引き起こす原因について日本歯周病学会のガイドラインによると，口腔衛生管理が不良である歯面に付着した細菌が増殖し細菌性プラークが形成され，これによって歯肉に炎症徴候が生じ，歯周炎に進行してセメント質，歯根膜および歯槽骨が破壊される．

しかし，ブラッシングをはじめとする口腔衛生管理を徹底し，主原因である細菌性プラークを除去あるいは減少させることによって，炎症は顕著に改善する．また，プラークリテンションファクター（歯石，歯列不正，歯肉歯槽粘膜部の異常，不適合修復・補綴物，歯の形態異常，食片圧入，口呼吸，口腔前庭の異常，歯頸部う蝕，歯周ポケットなど）を除去あるいは修正することによって，歯肉の炎症はさらに改善する，と記されている[35]．

② 歯周治療に関する特徴

歯周病の特徴として原因除去によって歯周炎は改善あるいは進行停止する．
原因除去療法を主体とした歯周基本治療によって，軽度歯周炎は健康を回復

し，進行が停止する．一方，中等度以上の歯周炎では，歯周外科治療および口腔機能回復治療が頻用され，より複雑な歯周治療が必要となる．しかし現在日常で行われている歯周治療では，歯周組織再生療法を含め，失われた歯周組織の完全な再生を期待することは困難である．

したがって，前項で記した口腔衛生管理を徹底して行うことにより，歯周病を初期症状の段階で完治させることが求められてくる．

③ 歯周病治療で慢性病の予防

近年，歯周病と全身疾患との関係が注目されている．これは歯周病の細菌が全身の健康に影響することが明らかになってきたためである．

歯周ポケットは細菌の貯蔵庫のようなものであり，これらの細菌は歯肉のなかに侵入し，血管にも入り込んで全身に影響を与えると考えられている．ことに本書で対象としている高齢者については，身体の抵抗力も低下していることが多く，全身疾患に罹患して免疫力が低下しているときには，大きな影響を与える．具体的には糖尿病，心臓血管系疾患（狭心症，心筋梗塞，細菌性心内膜炎），脳卒中，肺感染（肺炎）との関連性が危惧されている．

このようなことから，バイオフィルムに被われた歯垢，歯石を取り除き（図34），口腔内の細菌の貯蔵庫である歯周ポケットは早急に除去することで，歯周組織の健康を回復して慢性病の予防に努めるとともに，歯根膜の維持を図り咬合力を確保して，咀嚼能力の維持に心を配ってもらいたい．

3) 歯周病と補綴装置の関係 ── 歯周病を引き起こす原因とは？

歯周病の初期対応には，主原因である細菌性プラークを除去するとともに，プラークが付着しにくい補綴装置の使用や，歯周組織に為害作用を及ぼすことがないように補綴装置の構造や咬合についての配慮が必要になってこよう．

① プラークリテンションファクターへの配慮

口腔内でプラークが滞留・付着する因子であるプラークリテンションファクターのなかには，不適合修復・補綴物や歯周ポケットの存在，歯槽粘膜部の清潔が得られない補綴装置が含まれている．これらについては当然の対応が必要であり，新たな補綴治療においても十分考慮しなければならない．

具体的には，固定性の補綴装置について次の事項について特に配慮が必要である（図35）．

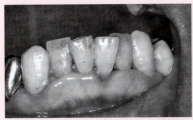
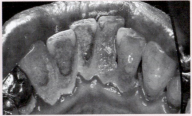

歯石の大量付着

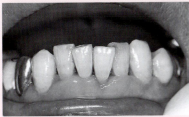
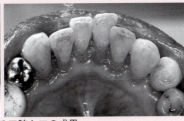

歯科衛生士による口腔ケアの成果

図34 バイオフィルムに被われた大量の歯垢，歯石

　下顎前歯部に付着した歯垢・歯石は，隣接部の歯間鼓形空隙を完全に被っている（上図）．ベテランの歯科衛生士が1時間かけて除石清掃した，辺縁歯肉の炎症状態がみえてきた（下図）．

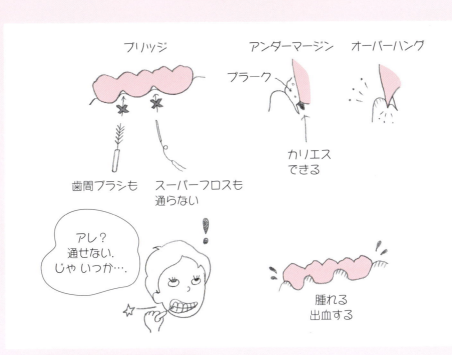

図35　歯周病の原因と補綴処置の関連
　口腔内で上手く適合しないCr・Brがあると，歯周組織は種々な症状を引き起こしてくる．
　右上：クラウン辺縁の適合不良による歯周病の発症．
　　　左図：アンダーマージンの例．形成限界までクラウン辺縁が被ってない状態では，露出歯質に対する口腔ケア（Pメンテ）が十分でないと，う蝕罹患の危険性がある．
　　　右図：クラウン辺縁が形成限界を超えて製作されていると，辺縁歯肉は炎症を起こしてくる．
　　⇒　タービンで形成した歯面は確実にクラウンで覆う．そのためには歯科医は形成限界の明瞭な印象採得を行うことが必須である．
　左上：ポンティックの形態不良で，基底面の清掃がデンタルフロスで行えない，挿入したデンタルフロスが補綴装置に引っかかり，引き抜けない？　あるいは，ケバケバになって引き抜けてくるなど！
　　⇒　ポンティックの基底面と支台装置との連結部にはデンタルフロスが通り，歯間ブラシなども使用できるなど，口腔ケアが確実にできる形態でなくてはならない．

- クラウンの歯頸部マージンなど，補綴装置と口腔組織との界面が常に清潔が保たれ，プラークが滞留することのない，口腔ケアの行いやすい状況とする．
- クラウンや床義歯の支台歯などでは，特に歯間乳頭歯肉の健康が保たれる軸面形態と，プラークが付着しにくいなど使用材料について，十分な配慮が必要．
- ブリッジのポンティック基底面の清潔が保てるように，材質と共に形態についても十分な配慮をする．

② 危険な jiggling force

歯周炎の進行に大きく関与する因子として，早期接触，強い側方圧，ブラキシズムなどの外傷性咬合がある．これが併発すると，歯周組織の炎症は増悪し組織破壊は急速に進行して，垂直性骨吸収 (angular bone defect) によって骨縁下ポケットが形成される (図36) ことから，外傷性咬合は歯周炎増悪の重要因子に挙げられている[35,36]．

装着した補綴装置の咬合は，第一部Ⅳ章「2．歯根膜の構造と機能的特徴」に記したように，歯の生理的動揺範囲の30μmの精度で咬合調整をすることが歯周病予防に必要であることはもちろんである．

注意すべきは，補綴装置が装着されることで支台歯の歯根膜に強い側方圧を加える jiggling force (ジグリング・フォース) が発生しないように十分な配慮をすることである．

食物を噛むたびに支台歯を頰舌方向に反復的に移動させてしまう jiggling forceは，支台歯を簡単に動揺歯としてしまう恐ろしい外力である (図36，37)[36]．このような現象が生じないように，補綴処置には十分な配慮が必要になる．

③ Jiggling forceは義歯によっても発生する

Jiggling forceは図36に示すように，歯を水平方向に反復的にゆさぶる力であって，歯根膜にとって抵抗能力の小さな側方力が反復的に加わる状況は，避けなければいけない．反復的に加わる側方力は歯周組織にとっては大きな外力として作用して，歯の動揺度を増加させて，歯周組織を徐々に退縮させる結果が生じてしまう．

この歯根膜に障害を加える結果となる jiggling forceは，wire claspを持つ床義歯によっても生じやすい (図37)．

Wire claspによって維持・把持される様式の床義歯では，義歯を支台歯に装着するときのみならず，食物を噛む度に咀嚼ストロークによって生じる義歯の上

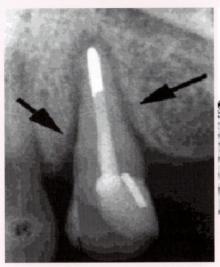
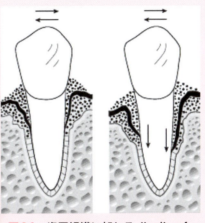

図36 歯周組織に加わる jiggling force による障害（Jan, et al, 2005.[36]）

支台歯に反復的な側方力を加える jiggling force が存在していると，歯槽骨は歯頸部から根尖方向に向かって漏斗状に破壊され，歯の動揺はさらに増大していく．

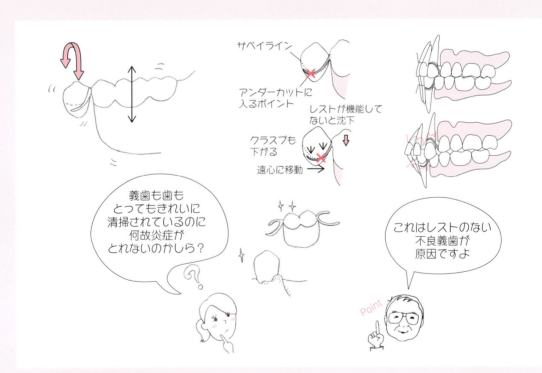

図37 床義歯が口腔内で働く為害作用

左：安定しない義歯が支台歯に加える jiggling force が歯周組織を破壊していく[36]．咀嚼時に義歯は咬合力により上下的に動揺する．義歯の上下動でクラスプが支台歯の歯面上を上下動すると，把持腕が十分に機能しない wire clasp や，咬合力を支えきれない非力な wire clasp レストなどでは，装着した義歯が咀嚼するたびに上下動して，そのたびにクラスプの維持腕が支台歯を頬舌的に動揺させ，歯槽骨は吸収してやがて抜けてしまう転帰を迎える．「wire clasp は抜歯鉗子」ではない．

右：装着した義歯で食物を噛むと，顎堤に疼痛発生．義歯の長期間使用によって wire clasp の非力なレストが変形して，レストシートに収まらず，咀嚼時に義歯床が沈下して，疼痛が発症してしまう．

⇒ 図43に示すレストシートの形態を守りたいものである．

下的な動揺によって，wire claspの維持腕が歯軸面の豊隆面上を上下動する．その度にwire claspの弾力性が，支台歯を頬舌方向に反復して動揺させる力（jiggling force）として作用してくる（図37）．

その結果，支台歯の動揺が大きくなり，抜歯に至る症例も生じてきているので，「wire claspは抜歯鉗子」と揶揄する表現も，ネット上の画面でみることがある[38]．

4 ― 高齢者に必要な歯周組織の特徴を生かした補綴装置

口腔機能が低下して十分な栄養補給ができなくなると，体力とともに免疫力も低下してくる．自分の歯で噛み食物を摂取することが望ましいが，永久歯は生え替わることがないから，加齢とともに喪失歯数は増加していく．歯の欠損した部位は，残存歯に支持されたブリッジあるいは顎堤に支持された床義歯によって補綴することになる．

装着された補綴装置は，形態的に咬合を回復するのみではなく，咀嚼機能の向上に寄与するものでなくてはならないことはもちろんである．そのためには十分な咬合力の発揮が一つの要件となってくる．しかし前項に記したように，片顎の歯が欠損して床義歯へと変化すると，咬合力は歯根膜を持つ天然歯の1/3程度に低下してしまう．高齢者の口腔内が，このような咬合力の低下した状態に至ることは避けたい．

よく噛める咬合は，歯根膜に支持された天然歯列 ＞ 歯根膜に支持された補綴装置 ＞ 顎堤に支持された床義歯の順となることは，高齢者においても青年と同様であって，咀嚼機能維持には歯根膜の支持が欠かせないことを明らかにしている[19, 20]．

1）高齢者向けの義歯とは

もちろん，栄養摂取に十分な咀嚼能力を回復できる補綴装置であることが第一要件であることはいうまでもない．加えて対象者が高齢であることから次の事項が要件となってこよう．

- メインテナンスの容易な義歯
- 着脱しやすい義歯（不器用な手指に対応して）
- 清掃しやすい構造
- perioに障害を与えにくい構造

- perio衛生が確保しやすい義歯
- 残存歯を長く機能させられる義歯
- 装着後の欠損に対応して修理しやすい義歯

2）歯周組織の特徴を生かす歯根膜支持で咀嚼能力の回復

　口腔機能を高いレベルで維持するためには，固定性ブリッジあるいは可撤性ブリッジによる，歯根膜に支持された補綴処置を求めることは，前項の咬合力測定結果から当然のことである．

　支台歯の数やそれらの歯周組織の状態が十分な症例であれば固定性のブリッジを，また欠損部が大きく支台歯が十分な状態でなければ，有床型のポンティックをもった可撤性ブリッジ（図38）の適用でも，ほぼ天然歯列と同様の歯根膜支持機能を回復することができる．

　これらの装着したブリッジが長期間口腔内で機能を営むことができるためには，ポンティック周囲の清潔性が保たれ，歯根膜を含む歯周組織が健康であるこ

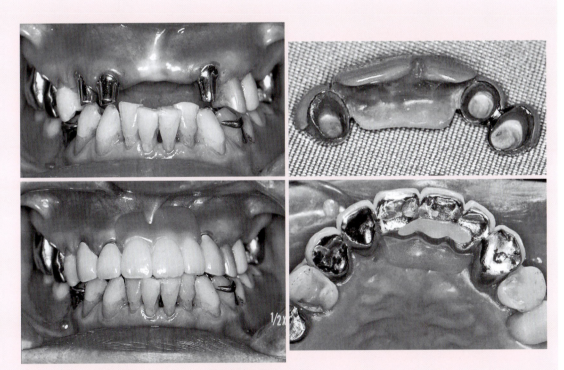

図38　咬合力が歯根膜で支持される補綴装置を使用したい
　顎堤部の欠損が大きくなった症例では，有床型のポンティックをもった可撤性ブリッジで，義歯に加わる咬合力はテレスコープで支台歯の根面に支えてもらうと，審美性とともに咀嚼機能も大きく回復できる．

とが重要である．さもないと，ポンティックと支台歯間の歯頸部の辺縁歯肉から歯周病が発症・進行していく危険性がある．歯根膜に支持された補綴装置による栄養摂取が不可能になっては，まさに本末転倒である．

このためには，支台歯の歯頸部周囲に加えて，ポンティック基底面の自浄性が確保できるように，ブリッジの設計をするとともに，口腔ケアの意義と方法について，患者に対する十分な教育が必要である．ここに歯科技工士，歯科衛生士の活躍が求められてくる．

3) Jiggling forceが生じない義歯の設計

いつまでも歯根膜に支持された補綴装置で咀嚼したい．しかし，床義歯による補綴処置では，咀嚼時に義歯と一緒に上下動するクラスプが，支台歯に為害作用となる側方力を加えるjiggling forceが発生する危険性がある．これに対応した義歯設計が必要となる．

このためには，次の事項を具現化していくことが求められてくる．

① 維持腕に対抗する把持腕の設置

補綴装置を口腔内の支台歯で維持するには，通常クラスプの頬側腕を歯軸面のアンダーカット部に位置するように設定する．この頬側腕が維持力を発揮するためには，舌側歯面に接触する拮抗腕があってはじめて義歯は支台歯に維持されてくる（図39）．

さらに義歯装着時後にも，咀嚼運動によって咬合時には義歯は顎堤に向かって移動し，開口時にはその逆方向への移動が生じてくる．この咬合時の顎堤に向かう移動時には，頬側の維持腕が歯面の最大豊隆部を通過するので，舌側の把持腕が歯面に確実に同時接触していないと，頬側腕の弾性によって支台歯は舌側に移動させられ，咀嚼のストロークごとに義歯の上下動で支台歯にjiggling forceを加える結果となってしまう．

② 装着方向に忠実なガイドプレーン

義歯の装着方向は，支台歯に装着する維持装置のアンダーカットの位置と大きさを決める要素になる．装着方向を変化させると図40のようにサベイラインの形状は変化し，アンダーカットの位置・量も変わり，これに合わせて維持装置の形態を設計することになる．

維持装置の装着方向を規定する要素が以下に示すガイドプレーンである．この

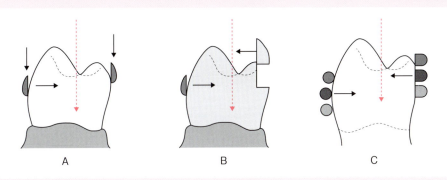

図39 維持腕に対抗する把持腕
　頰側のクラスプがアンダーカット部に位置して維持力を発揮するには，装着時に頰側腕の弾性によって支台歯が舌側に移動しないように舌側軸面に拮抗腕が必要．
　A：装着時に頰側の維持腕が軸面最大豊隆部を通過時に，舌側歯面に接触していない拮抗腕では支台歯の舌側移動を抑えられない．
　B：クラウン舌側面が装着方向にミリングされている．クラスプが装着される際には，維持腕により支台歯は頰側から舌側方向に加重されるが，拮抗腕が常に舌側歯面に接触して支台歯の側方移動を防いでいる．
　C：クラスプの上下移動時に維持腕が歯面の豊隆で支台歯を舌側加重する間は，常に舌側腕が歯面に接触しているように，クラスプを設計する必要がある．

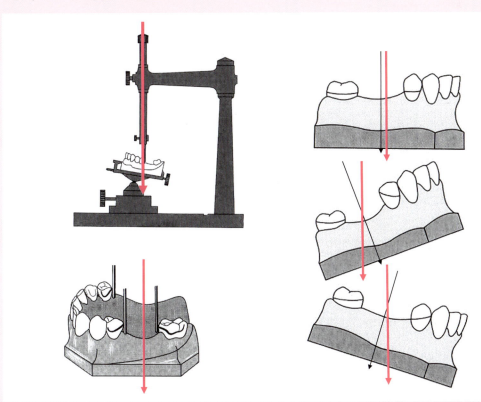

図40 義歯装着方向とサベイライン
　サベヤーを使用して，可撤性補綴装置の歯列への装着方向を決定する．歯列模型を固定した模型台の傾斜を変えていくと，義歯装着方向に対する歯冠部最大豊隆線を示すサベイラインが測定桿先端の炭素棒によって模型上に描ける．
　左上図に義歯装着方向（赤線矢印）と計測時の様相を，左下図に義歯装着方向に対する歯冠部の最大豊隆線が測定桿先端の炭素棒により描けたサベイラインを示す．
　右図に，義歯装着方向を細線矢印に対して赤線矢印のように変化させると，支台歯に描記されるサベイラインが変化する．これにより，必要な義歯の維持力が得られる義歯装着方向が決定できる．

ガイドプレーンがあることで義歯の装着方向は一定に定まり，jiggling forceの発生を防ぐことができる．

　ガイドプレーンを設定する部位は図41に示すように，次の部位がおもに使用されている．また，天然歯ではエナメル質の範囲内に，クラウンなどの補綴装置であればなるべく金属部に設定して，ガイドプレーン形成面の研磨を忘れないようにする．

・欠損部の隣接歯軸面
・近心レストの隣接面歯冠部に設置される立ち上がり部
・維持腕・把持腕の装着ガイド面

③ 強固なレストを持つ義歯

　欠損部の咬合力が支台歯に確実に伝達され，維持装置や義歯床が設計以上に沈下して，顎堤や支台歯周囲の歯頸部歯肉に障害を加えることがないように，図42のようなレストシートと，それに適合する強固なレストを設置する．

　最も確実なレストは，咬合面レスト⇒テレスコープの「内・外冠」ということになる．

4) Rigid supportな維持装置をもつ有床義歯

　支台歯の歯根膜を利用して咀嚼機能を十分に発揮し，さらに支台歯の歯根膜の健康を保持するためには，前項の①～③を満たすことが必須になる．

　すなわち，義歯の装着方向を一定方向に規定して，咬合力が支台歯に垂直方向の力として伝達できるように，「rigid support（強支持）」の行われることが求められている（図41）．

　歯根膜は図30に示したように，垂直的な力に対しては側方力に比較して3倍以上の力に抵抗することができる．この性質を利用して，しかもjiggling forceの発生を防止できる構造を持つ．これが「rigid support（強支持）」である．

　Rigid supportを実現することによって支台歯の歯根膜を保護し，高齢者においても長期間にわたって自分の歯により咀嚼が行えるようにしたいものである．

　具体的な補綴法を考えると，少数歯欠損ではブリッジによることになり，欠損歯数が多くなると，テレスコープ義歯（図38）が有効になる．

　しかし，種々の事情により多くの多数歯欠損症例では，有床義歯により補綴しなければならないことが現実として生じてくる．

　Jiggling forceを加えない設計を有床義歯の維持装置として求めると，

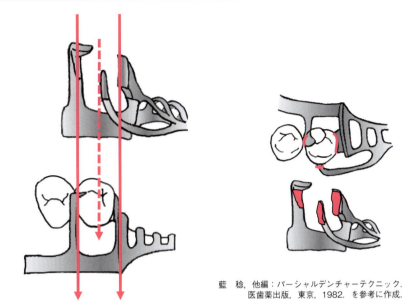

藍 稔，他編：パーシャルデンチャーテクニック.
医歯薬出版，東京，1982. を参考に作成.

図41 Rigid supportの装着方向と維持・把持・支持要素の構造体
　支台歯に jiggling force を加えないためには，図40で決定した方向に義歯が装着されるように，支台歯軸面上に装着方向に平行にガイドプレーンを，通常は欠損部隣接面とこれに対面する隣接面部に形成する．右図に示す二つのガイドプレーンと唇側維持腕の3面によって，義歯は支台歯に側方力を加えることなく維持・把持される．
　これによって義歯は左図赤矢印のガイドプレーンによって，設計した点線で示す義歯装着方向に装着され，義歯に加わる咬合力は支台歯咬合面の欠損側から遠い「遠心レスト」によって歯軸方向に加わるようになる．

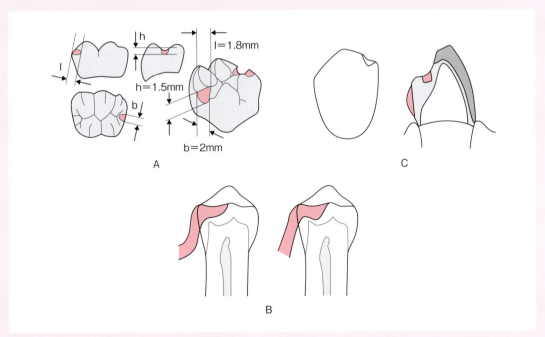

図42 強固なレストが必要（Körber, 1995.[37]）
　A：臼歯部におけるレストシートの大きさの標準として，B：レストから咬合力が歯軸方向に十分に伝達されるようなレストシート（右図）を，C：犬歯部の切縁レストが不十分であれば（左図），舌面に十分なレストシートをもつ前装冠を装着する（右図）．

Ⅳ．歯根膜が支える咀嚼筋機能

⇒環状クラスプよりバー状クラスプ(図41, 43)への移行の実現である.

IバーやRPIに代表されるバー状クラスプでは, 義歯を支台歯に装着する際から維持腕と把持腕とが常に支台歯の歯面に同時接触して(図41), 支台歯を水平方向に揺するjiggling forceの発生を防ぐことが可能となってくる.

勿論, 咀嚼時に生じてくる義歯の上下移動に対しても強固なレスト(図42, 43)を設置することで, 支台歯に水平方向のjiggling forceの発生を防いでいる.

前項の①～③を満たす義歯は, 支台歯にしっかりと維持・支持されたrigid support dentureとなってくる.

この義歯の具体的な実現には, 欠損歯列模型上でのサベーイング(図40)により義歯の装着方向を決定して, 口腔内の歯列上にガイドプレーンを付与する. これと同時に十分な大きさのレストシートを設置して, キャストクラスプによる義歯の確実な支持・把持能力を得られるようにする(図43).

このような義歯の装着によって, 高齢者の高い咀嚼機能を守っていくように歯科医療関係者は努めたいものである.

5) インプラントの効果的使用法

有床義歯を維持できる支台歯が存在しない高齢者では, インプラントの利用はできないものかとすぐに考えが及ぶであろう.

前述したように, 顎骨に植立したインプラントは天然歯と異なり歯根膜を持たないことから, 咬合力が加わってもほとんど動揺せず, 葉物野菜などが噛み切りにくい.

しかし, 男女20人ずつ42.7±9.6歳の被験者について, 第一大臼歯部に植立したインプラントの咬合力, 対側天然歯M1の咬合力ともに測定した報告[39]をみると, インプラントは天然歯とほぼ同様な咬合力を示している. 咬合力は図26に記した長野計器製で測定し, インプラント側では平均577.9N※. 対側の天然歯における平均値は595.1Nだった.

この報告のように, インプラント上の咬合力は天然歯と遜色ないものだとすると, このインプラントを支台歯としたオーバーデンチャーによる補綴処置によれば, 義歯はインプラント体に完全に固定されるわけではないので, インプラント体上に合着するCr-Brよりも, 細かな食品を上手に高い咬合力で咀嚼できるだろう.

そうなるとインプラントを利用したオーバーデンチャーは, 天然歯を対合歯とする高齢者の咀嚼能力の回復に, 大きな役割を果たせるであろうと考えられよう.

※1N(ニュートン)は, 約0.10kgfである.

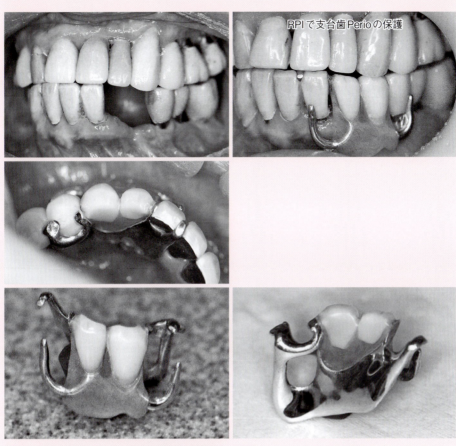

図43　Rigid supportの前歯中間欠損義歯の一例
　隣接歯がインプラントである左下欠損部に，小臼歯咬合面と前歯切縁部に強固なレストを設置し，歯冠を3方向から取り囲む I バーによって，rigid support を具現した中間義歯を装着した例．装着後4年を経過しているが，支台歯は良好な経過を示している．

5 — 人工歯根膜の開発が実現へ

1) 歯周組織の再生治療

　天然歯が欠損して有床義歯に取って代わると，咬合力の負担能力はおよそ1/3に低下することは前述した．加齢とともに歯周病が主たる原因で歯が喪失してくることも記してきた．歯周病をスケーリング・ルートプレーニングによる口腔ケア・Pメンテでは止めきれない状況もあるだろう．

　高齢になっても天然歯で咬合できるようにするには，歯周病に罹患して破壊されてきた歯周組織を再生治療で回復できるとよい．その可能性を2015年3月17日付日本経済新聞が「親知らず細胞で歯周病治療　東京女子医大が成功」と報じていた[40]．

　その内容は，「患者の親知らずの歯根膜細胞を取り出し，シート状に培養して歯周組織の患部に貼りつけ，周囲に人工骨を移植した．10人の重い歯周病患者で臨床研究を実施したところ，半年後に歯茎は平均3.5ミリメートル，骨は最大3ミリメートル回復した．目立った副作用はなかったという．歯根膜細胞は拒絶反応が起こりにくい．研究チームは今後，他人の細胞を使うことでコストを下げたい考えだ．2017年度にも臨床試験（治験）を始める」と記されている．

　2011年1月4日に，厚生労働大臣に承認された臨床試験「自己培養歯根膜細胞シートを用いた歯周組織の再建」により，無菌的に歯根膜細胞を採取・培養することによって自己歯根膜細胞シートを作製する．作製した細胞シートに対して歯根膜細胞の性質を維持しているかを確認する品質管理試験や安全性を実証後，歯周病患部へ移植するものである（図44）[41]．

2) 歯根膜を持つインプラント

　前項の研究は，東京医科歯科大学の名誉教授である石川烈先生によって始められ，最近の日本口腔インプラント学会においては，インプラント体を模して，表面処理をしたチタン棒に歯根膜細胞を接着させ，イヌ顎骨モデルでの歯根膜付着型チタンインプラントの開発について，最新の研究結果を発表している．

　それによると，培養して製作したイヌ歯根膜細胞シートを表面加工済チタンインプラントへ層状に巻き付け，イヌ顎骨に挿入する．8〜11週後にサンプリングし組織標本を観察したところ，チタン・骨間に一層の軟組織層が形成され（図45），3例中2例において移植チタン上に歯根膜様構造が確認できたと報告して

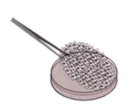
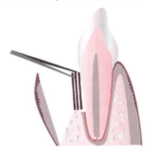

温度応答性培養皿での培養
Cell Sheet Cultivation Using Temperature-Responsive Culture Dishes.

三層化した歯根膜細胞シートの歯周欠損部への移植
Transplantation of three-layered periodontal ligament cell sheet into the area of a periodontal defect.

図44 石川教授グループの人工歯根膜（1）
歯根膜グループ：東京女子医大 先端生命医科学研究所 細胞シートティッシュエンジニアリングセンター HP[41]，http://www.twmu.ac.jp/ABMES/CSTEC/ja/csperio（2018/04/15　アクセス）

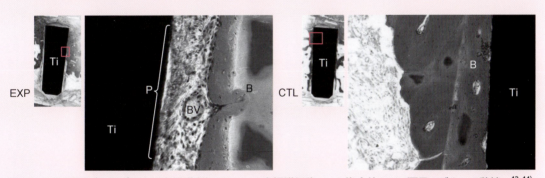

図45 石川教授グループの人工歯根膜（2）―チタン・歯根膜細胞シート複合体のイヌ顎骨モデルへの移植―[43, 44]
　表面処理済チタンに細胞シートを巻き付けた群（EXP）では3本中2本は細胞シートがチタン上に定着している様子がみられ，歯槽骨に近い領域において歯根膜様組織，セメント質様物質，毛細血管の新生が認められ，天然歯周囲にみられるような歯周組織様構造が確認できた．
　一方，表面処理済チタンのみ移植した群（CTL）ではすべて細胞シートがチタン上から脱離していた．その結果，オッセオインテグレーションが認められ，歯周組織様構造はみられなかった．

いる[42〜44]．

　これにより歯根膜細胞はチタン表面へ接着して歯根膜様組織を誘導できることが示唆され，生理的機能を持つ歯根膜付きインプラントが臨床の場で使用できるのも遠いことではないだろう．

　この人工歯根膜の開発により，高度に歯周病に罹患した天然歯が，再度咬合機能を発揮できるようになることも近々のようで，大きな楽しみである．

Chapter V 支台歯を長期間守る補綴処置と口腔ケア

　現在の健康寿命はおよそ70年，平均寿命は80年を超えていることから，口腔内の天然歯と補綴装置を支える永久歯は，50年以上にわたりその機能を維持してほしい．

　現在多用されているクラウンが鋳造冠として臨床の場に登場しておよそ50年[45]．誕生の経過を短く振り返り，さらに口腔内で50年以上機能している鋳造冠を観察した結果を記してみたい．

 帯環冠は何故，鋳造冠に代わったのか？

　長らく使用されていた帯環冠（バンドクラウン）に変わって，鋳造冠（キャストクラウン）が日本の臨床で使用され始めたのは，1959年に石原の著した「鋳造冠」の発表[46]以降からであろう．

　鋳造冠以前に使用されていた帯環冠は，図46 に示すように軸側面を構成する帯環は，プライヤーを使ってフリーハンドで支台歯の歯頸部に適合させていく製作法によるため，良好な辺縁部の適合を得ることは容易ではなかった[45]．

 1）帯環冠の欠陥

　支台歯と不適合状態になりやすい帯環冠の歯頸部は，合着材であるリン酸亜鉛セメント層に厚く覆われて，これが歯周疾患の元凶のようにいわれていた．

　この帯環冠歯頸部の不適合状態について石原[46]は，「原因の大部分は不良な支台形成に帰せられるのであって，正しい支台形成を行えば支台歯によく適合した帯環冠が製作できて，長期間にわたり口腔内で機能しているものも多数ある．よく適合した鋳造冠をつくるために最も苦心するのは歯肉縁下の形成であり，不満足な鋳造冠の原因もまた大部分支台形成と関係している」と記している．

　その当時は，現在使用されている毎分50万回転以上するエア・タービンはまだ臨床の場には存在せず，最高で2万回転程度の電気エンジンを使用しており，支台歯の形成不足による支台歯形成不良が原因といえよう．

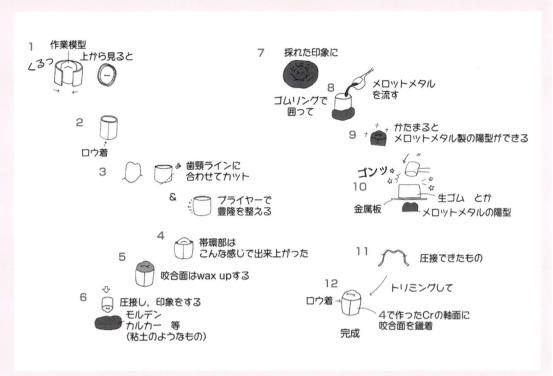

図46 帯環冠（バンドクラウン）は，1枚の金属板をフリーハンドでプライヤーを使って歯冠形態を付与しつつ，支台歯の歯頸部に適合させていく製作法によるため，良好な辺縁部の適合を得ることは容易ではない．しかも，その時代にはまだタービンによる支台形成は一般化していなかった．

2) 飛躍的な技術の進歩

　その後，高速切削法は飛躍的な進歩をみせて，ダイヤモンドおよびタングステンカーバイトなど高性能な切削材とともに，支台形成をより完全に，より容易なものとしてきた．

　また，シリコン印象材などのすぐれた材料が完成され，超硬石膏も出現して間接法の精度は著しく高まり，さらにクリストバライト埋没材の実用化によって，金属の鋳造収縮も容易に補うことができるようになった．

　こうしておよそ50年ほど前に，鋳造冠は一般的な臨床の場にも登場してきた．

2 — 装着期間半世紀となる鋳造冠の観察

　この度，鋳造冠の導入直後に口腔内に補綴・装着されて，長期間にわたり口腔内で機能している口腔内を観察する機会に恵まれた．そこで観察できた症例をもとに，鋳造冠などの固定性補綴装置とその部位に行う「口腔ケア」について考えてみたい．

　装着されているクラウンの多くは1970〜1980年代に，大学病院で補綴処置された白金加金製の鋳造冠である．

 ### 1) 現在の口腔内状態

　被験者は77歳の男性で，口腔内に装着されている補綴装置はすべて固定性のCr-Brであり，定期的な口腔ケアのもとで十分な機能を営んでいる．現在の口腔内の状態は「77-26（77歳で残存歯26本）」でクラウン9本（うち前装冠1本）である．それらの状態を口腔内とX線写真（図47〜51）として示すとともに，装着後の経過概要を以下のように記す．

- 歯周病が原因で抜歯したCrは現在まで皆無
- 抜歯した歯は左右1本ずつの下顎大臼歯
- 抜歯の原因は，根管治療の予後不良による慢性根尖性歯周炎
- クラウンの補綴された有髄歯について，これまでに歯髄症状が出たものはない

 ### 2) クラウン装着当時の口腔内状態と補綴術式

① 装着当時の口腔ケア

　被験者に10代の記憶をたどってもらうと，歯ブラシによる口腔清掃の習慣は1日1回程度と良好とはいえなかった．口腔内にう蝕は多く，充塡や根管治療が多数歯に施されていたという．

　高校時代に，臼歯の根管治療後に帯環冠を補綴．この処置は大学時代に再根治後，鋳造冠に変更している．

　20代になると，口腔ケア不良の証拠であるように，大臼歯の頰側面歯頸部側，咬合面，隣接面などに，多くのう蝕罹患処置がなされていた．しかし，

- 幸いにも前歯部には，20歳台前半に確認された上顎中切歯遠心隣接面にCOが現在まで存在するほかには，う蝕はない．
- この期間には，後述するようなPメンテ（p.64以降参照）に代表される口腔ケアの習慣は，当該者に確立されていなかった．補綴治療に際しては，被補綴歯

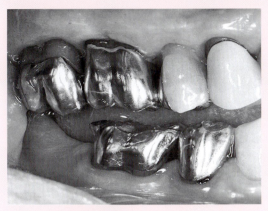

図47 右側口腔内写真
装着後約50年を経過している 7| は，歯頸部の歯肉退縮のためにクラウン辺縁は歯肉縁上に大きくは離開しているものの，歯面との適合は良好であり，露出歯面にもう蝕はみられない．

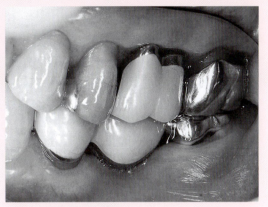

図48 左側口腔内写真
右側と同様，|7 もクラウン辺縁は歯肉縁上に大きくは離開しているものの，歯面との適合は良好であり，露出歯面にもう蝕はみられない．

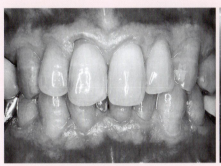
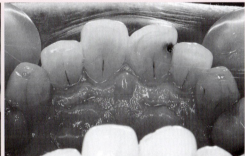

図49 前歯部口腔内写真
唇側は加齢による歯肉退縮がみられるものの大きな変化はない．舌側観により 1| 遠心辺縁隆線部にう蝕がみられる．約50年前に発見されたエナメル質の黒色変色部の現在の姿である．「COう蝕」(Caries Observation) の範疇に入るものであろう．

を除石清掃の後に支台形成・印象採得を行っているが，それ以外の歯については特段のPメンテ処置は行なわれていなかったという．

② 前歯部に存在する「COう蝕」

大学生時代の口腔診査で，1| 遠心辺縁隆線部にエナメル質の黒色変色部がみつかった．当時，登場し始めた「COう蝕」(Caries Observation) の範疇に入るものであろう．

その後，う蝕の存在を知りつつ，口腔ケアを他の歯より少々気にかけて行う程度で，現在の口腔内の状態（図49）と，X線写真（図51上図）に示す状態にある．COを認識し始めてから50数年を経過しているが，その間「疼痛，冷水痛，知覚過敏」等の症状を自覚したことはなく，現在に至っている．

3） 現在のクラウンの状態

- 装着後多くのクラウンは約50年経過しているが，現在も良好に機能しており，鋳造冠自体の破損は生じていない．しかし，鋳造冠の補綴前に行った根管処置後に，根尖病巣が生じた理由で大臼歯2本を抜歯しており，ブリッジが再補綴されている．
- 装着されている鋳造冠は適合良好．辺縁歯肉は臨床的に健康といえる状態で，咬合面は加齢に追従して咬耗がみられるものの，咬合に障害はみられない．
- 歯頸部の歯肉退縮のために，クラウン辺縁は歯肉縁上に大きくは離開しているものもあるが，歯面との適合はこれまでの報告[45, 49]と同様に良好である．口腔内写真のように，歯質の形成限界とクラウン辺縁との間にはわずかな間隙が存在しているが，その間隙にはプラーク・歯石はみられず，う蝕も存在していない（図47，48）．

装着されているクラウンの歯頸部辺縁の状態について表1に，まとめて表示した．

最近の20数年においては，自ら歯ブラシの刷掃による口腔ケアを行うようになっており，ここ10年来は歯科衛生士による定期的な口腔ケアも行われている．

4） 歯頸部辺縁の歯面露出について

装着されているクラウンについて，歯頸部辺縁の状態を詳細に記してみる（図47，48）．

- 上顎第二大臼歯ではクラウンの歯頸部辺縁露出部は約3～4mmあるが，歯根表面は健全な象牙質でう蝕罹患部位は存在しない．
- 露出面にエナメル質が存在していないことから，支台形成は低石灰化帯が多いエナメル質を覆い，マージンは歯肉溝内の歯根部セメント質に設定されていたと推測される．
- 歯肉退縮して露出した象牙質とクラウン辺縁部は，歯面上の形成限界までは覆われていない部分もあるが，歯面との適合状態は良好である．

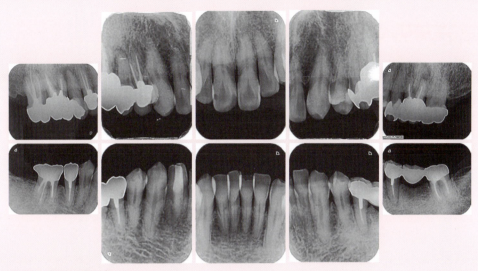

図50 全顎X線写真

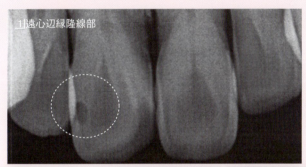

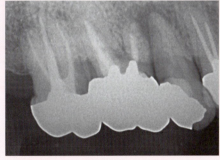

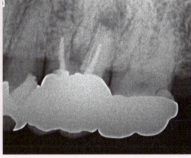

図51 問題部分の拡大X線写真

上図：現在の 1| 遠心辺縁隆線部にエナメル質の黒色変色部を白円で囲む．

下図：7|7 は遠心隣接面のクラウン辺縁下部がう蝕に罹患しているのが観察できる．

3 — 浮かび上がったクラウンの課題

　最も長期間装着されている 7|7 の観察を基にして，鋳造冠の課題を考えてみたい．

 ### 1) 歯肉退縮について

- 歯頸部にみられる歯肉退縮は，上顎歯＞下顎歯，しかも，遠心側＞近心側，頬側面＞舌側面で増大していた．
- 下顎最後臼歯に比較して上顎臼歯に歯肉退縮量が多くみられるのは，下顎最後臼歯の遠心に下顎枝が存在している解剖学的理由からであろうか．
- 歯肉退縮による大臼歯頬側露出歯面にはう蝕はみられないが，青年時代はう蝕が多発した患者であることから，予想外の良好な結果であった．最近 10 年間の口腔ケアの発達による恩恵を受けているのであろうか？

 ### 2) 上顎第二大臼歯遠心隣接面のう蝕

- 7|7 遠心隣接面では，クラウン辺縁部の露出した下部歯面がう蝕に罹患していた．その X 線写真を 図51 下図 に示す．
- 口腔ケアが十分にできない露出歯面は，う蝕に罹患するという証左か？
- この部位は充填も完全にはできない．⇒ う蝕予防法は？　さらには治療法は？　どうしたらよいであろうか？

　我々はこの部位の清掃法として，ガーゼを使った歯面清掃法を積極的に用い，効果を上げており（図52），患者さんからは好評を頂いているので，後述したい（p.65 参照）．

 ### 3) 小臼歯インレーの隣接面歯頸部にう蝕

- 小臼歯の MOD 窩洞に問題あり．
　歯頸部の歯質が狭窄している歯冠形態に対して，隣接面側室の頬・舌側隅角部に確実な窩縁斜面を形成する歯質が十分存在しない．⇒ その結果，辺縁部の適合性が低下して，プラークの付着が増加してくる．
- この部位も P メンテが困難な部位であり，プラークが付着してくる．

 ### 4) 隣接面接触点は良好な接触状態

- しかし歯肉退縮により頬側からの食片圧入があり，う蝕の原因となっている．

表1 装着されている臼歯部のクラウンの歯頸部辺縁の状態についてまとめて表示した.

表の上段には上顎臼歯を，表中の「歯名」欄に歯番号と処置状態を，「頬側」「舌側」欄にはクラウン辺縁の露出歯面幅(mm)を表記した.

	右側 (上顎)					左側 (上顎)		
頬側	2.5~3mm	0.8~1mm		1mm	頬側		0.5mm	1mm
舌側	2.5mm	1~1.5mm		1mm	舌側	MD隅角 Caries?	0.5mm	1.7mm
歯名	7・Cr	6・Cr	5・In (OD)	4・F-Cr	歯名	5・In (MOD)	6・Cr	7・Cr
歯名		6・Cr	5・Cr		歯名	5・Cr	6・pontic	7・Cr
舌側		2~1mm	2mm		舌側	1.5mm		D:0.5mm M:0.7mm
頬側		0.8mm	0.5 with Caries?		頬側	0.8		0.5
	右側 (下顎)					左側 (下顎)		

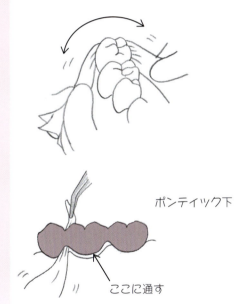

患者水平位で上顎の最後臼歯を対象に…滅菌ガーゼを二つ折りにし，輪になっている端を歯頸部側にして，最後臼歯の遠心面を清掃・研磨する．可能であれば，遠心側歯頸部の歯肉溝や歯周ポケット内にガーゼが少しでも入り込むように磨く．また，遠心面歯頸側1/3の部分が磨けるように意図してガーゼを動かし，研磨する．

ラバーカップや研磨ブラシでの研磨が難しいところ，歯ブラシや歯間ブラシを当てにくいため，ほとんどの患者さんで縁上・縁下にプラークやバイオフィルムが残っているが，ガーゼによる本法で清掃が可能となる

ポンティック下
ここに通す

ブリッジのポンティック基底面と支台歯との連結部を対象に…歯間ブラシでもなかなか清掃しにくい部位．滅菌ガーゼの角を使い，頬側から舌側（症例によっては逆方向から）へ基底面と粘膜の間に通す．これで支台歯とポンティックの連結部，基底面を清掃・研磨する．ガーゼは薄く，細くして，ポンティック基底面の下面を通るようにするが，ガーゼが顎堤粘膜にこすれて痛いようなら，スーパーフロスなどを併用するとよい．スーパーフロスも入らない場合には，普通のフロスを通して清掃する．

図52 スケーリング，歯面研磨のあとに，ガーゼで歯冠隣接面やポンティック基底面の清掃・研磨

- 当該口腔内では観察されなかったが，装着されているクラウンの接触点が摩耗して機能しなくなったとき．
- Food impactionを如何にして防止するか？ 咬合調整？ 対合歯 or 当該歯？
- これが隣接面根面う蝕の原因となるのか？

4 — 素晴らしいCast Crをさらに維持するために

1）Pメンテの必要性

- 残存歯を減少させないようにするには，対歯周病罹患予防を徹底することが大切である（抜歯の原因は中年以降の成人では歯周病が主原因．図23参照）．
- 歯周病予防には，歯に付着するプラーク（プラークバイオフィルム）の除去．
 除去には，自身の歯ブラシだけによるブラッシングでは不十分．
 専門家による定期的なメインテナンスが必要．
 歯ブラシだけでは磨ききれない場所がある．
 歯間部は，歯間ブラシやデンタルフロスなど，患者さんの歯並びや歯肉の状態など，口腔内の状態に応じた，歯ブラシと使用法がある．

① Pメンテとは

- 8020財団によると，図53のとおり，種々の口腔内清掃を器質的口腔ケア[47, 48]と呼んでいるが，「器質的」という用語が感覚的にわかりにくい表現である．「機能的」口腔ケアに対するものとして，「器質的」口腔ケアと表現しているのであろうが．
- 明倫短期大学の教育，附属診療所の臨床の場では，歯周病予防のための歯周組織のメインテナンス全体を「Pメンテ」と呼んでいる．
 歯学教育のなかで，義歯メンテ（義歯の予後・メインテナンス），などと同様ないいまわしで使用されている．
- 非常に明確な用語なので，本書では「Pメンテ」を使用する．

② 有効だったPメンテ

観察した本症例では，鋳造冠の歯頸部が辺縁歯肉から3〜4mm離れて存在し，支台歯の歯質が大きく露出していた．しかし．露出していた支台歯の象牙質にはほとんどう蝕は存在しなかった（表1）．

上顎最後臼歯の頰側面という，自浄性に乏しい部位の象牙質歯面が長期間にわたり口腔内に露出していたにもかかわらず，う蝕がみられなかったことは，被験者自身と専門家によるPメンテが効果的に行われていた証左であろう．

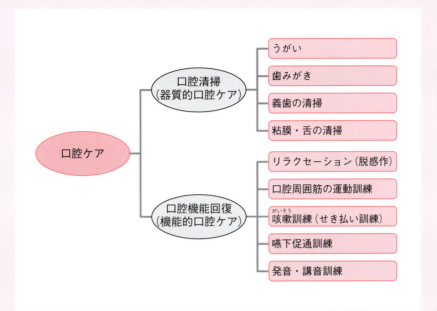

図53　介護予防としての口腔ケアを構成するもの[47, 48]
　歯や口を清潔かつ健康に保つための「口腔清掃を目的とするケア（器質的口腔ケア）」と，唾液の分泌を促して，舌・口唇・頬などの機能を賦活するための「口腔機能回復・維持を目的とする機能訓練を中心としたケア（機能的口腔ケア）」の2群によって，「口腔ケア」は構成されている．

③ Pメンテ困難部位の解決法の1例

　問題は，隣接面の退縮した歯肉により露出した象牙質，とくに最後臼歯の遠心隣接面のう蝕である．従来の口腔ケアではこの部位のう蝕予防は容易ではない．

　筆者らの明倫短期大学附属歯科診療所では，上顎最後臼歯の遠心隣接面に対し，通常のPメンテに加えて，ガーゼを用いて歯垢などの歯面付着物を除去しており，効果を感じているので記してみたい．

（ⅰ）上顎最後臼歯の遠心隣接面に対して

　滅菌ガーゼを研磨部位に合わせて折りたたみテープ状の形態にして，図52上図に示すような方法でガーゼを用いて遠心軸面を研磨して，付着プラークの除去に努めている．

（ⅱ）ブリッジのポンティック基底面などに対して

　このガーゼを用いた方法は，ブリッジのポンティック基底面や支台装置とブリッジの連結部分についても，図52下図に示すような方法で付着プラーク等の除去に適用しており，患者さんからは喜ばれている．

2）マージンの設定位置について

　クラウンのマージンはう蝕好発部位である歯頸部の不潔域を覆い，さらに歯冠側よりのう蝕抵抗性のある自浄域に設定する．あるいは歯頸部の不潔域を覆って歯肉溝内に設定することが定説といわれている．

　しかし現在では，鋳造冠の装着期間は数十年を超え，50年に至るものも出現しており，その間に辺縁歯肉は加齢と共に退縮して歯肉縁の位置は大きく変化してくる．また，近年の口腔ケアの進歩により，クラウンのマージンの位置は別の設定基準を考えるべきであるという指摘がかなり以前からされている[49]．すなわち，「支台歯形成した歯質を完全に覆うクラウンであればよい」，と考えることが妥当といえようか（図54）．

　口腔ケアが発達した現在，クラウンの支台歯形態にとって，マージンの位置は大きな要件とはなってこないのかもしれない．

　特に，頰舌側の歯面であれば問題ない．Pメンテを主体とした口腔ケアで守られる．

　これから問題となってくるのは，クラウン辺縁部から露出してくる隣接部歯面のメインテナンスである．

　この部位がう蝕に罹患しないように，さらには歯周病の発生を予防するようにするには，どのような口腔ケアが必要となってくるのか．クラウンの寿命は鋳造冠により確実に延びている．寿命が延びた期間の機能を如何に維持していくか，これから考えていかなくてはならない．

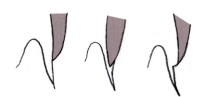

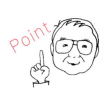

図54　クラウン辺縁位置の設定について
　鋳造冠の装着期間は数十年を超え，50年に至るものも出現しており，その間に辺縁歯肉は加齢とともに退縮して歯肉縁の位置は大きく変化してくる．
　仮にクラウンの辺縁部が露出して歯根部歯面が唾液に曝されたとしても，近年の口腔ケアの進歩により，露出歯面が守られている可能性が高くなっている．
　このような歯科医療，殊に口腔ケアの進歩が感じられる現在の臨床環境にあっては，クラウンの辺縁部をどこに設定するかよりも，支台歯形成した歯面をきっちり覆うことに腐心すべきであろう．

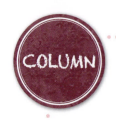

患者さんの欠損歯列を前に，健康長寿を獲得するために

　患者さんの欠損歯列を前にして，健康長寿の獲得のために，どのような事項を考えて，具体的に補綴処置法を決定していくのか．これまでに第一部で詳述したなかからキーとなる項目を挙げると，下記のようになる．

1 ― 充実した健康寿命を獲得するためには

- 健康長寿の獲得には，十分な栄養摂取が必要
- 栄養摂取を実現する要件として
  - 食物の経口摂取
  - 歯根膜負担の咀嚼器官の維持
  - 長期間にわたり咀嚼機能の維持―咬合の維持
  - 容易な補綴装置の維持・保守
  - 残存歯，特に支台歯の歯周組織のメインテナンス

2 ― 補綴法の原則

　補綴処置の方法の選択には，目的とした咀嚼回復能力が達成できるとともに，装着した補綴装置が口腔内組織に為害作用を働くことなく，回復した機能が長期間維持できることを考えながら進めていく．（p.36以降の第Ⅳ章参照）

1）適用する補綴装置の原則

- 十分な咀嚼能力の回復が図られる補綴法の採用
- 回復した能力の長期間維持，メインテナンスが容易な補綴法

2）適用する補綴装置の要件

- 可能な限りのPerioによる咬合支持
- Perioの保護ができる補綴装置

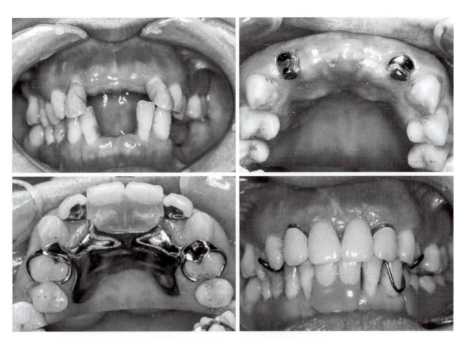

図55 有床義歯における歯根膜支持を獲得する支台装置一例
　<u>1|1</u> の欠損部を支持するには不安のある側切歯について，歯冠部を切断して根面キャップを装着することで，歯根膜には垂直方向の荷重負担となる．この処置により，支台歯の歯周組織の健康を守るとともに，上顎前歯部の咀嚼機能と審美性が保たれた有床義歯が装着できた．

3 ― 部分欠損症例における補綴法選択の優先順位

　前述した補綴法選択の要件を考慮すると，補綴法選択の優先順位は図式的には次のようになる（図56）．

　実際に選択する補綴法としては，次項の「考慮すべき事項」を十分に考慮しながら，患者さんとともに最適な方法を決定していくことになる．

1. ブリッジによる補綴
   ↓
2. 部分床義歯―rigid support の義歯
   ↓
3. 鋳造鉤により支持・把持された義歯
   ↓
4. 確実なレストのある床義歯

4 — 考慮すべき事項

　臨床では，患者さんに満足してもらえることが，治療の場における要件の一つとして存在している．そのためには，次のような患者さん固有の条件も満足する必要がある．これらを考慮しながら，治療法を選択していくことが重要になってくる（図56）．

1. 支台歯の状態，口腔環境の状況
2. 患者さんの時間的・経済的条件
3. 患者さんの咀嚼機能回復への理解度
4. 患者さんの年齢（補綴装置への期待年数）

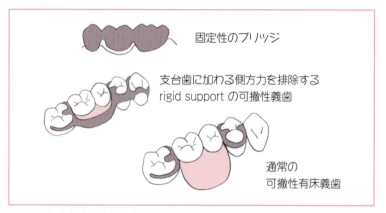

図56　臼歯部中間欠損の補綴処置について考えてみよう
　考えられる補綴法としては，1. 固定性のブリッジ，2. rigid support の可撤性義歯，3. レジン床の可撤性義歯，などが考えられて，支台歯の歯根膜への負荷状態も1⇒3の順で低下していく．一方，支台歯に加わる歯質への侵襲状態は，1⇒3の順で少なくなってくる．このほかにも，患者さん固有の条件を考慮しながら補綴処置法を決定していく．

第二部

健康寿命と口腔ケア

Chapter I 健康寿命を脅かすフレイル

1 — 健康寿命を妨げる老化

1）老化現象を遅らせよう

　高齢になると，身体的な老化とともに知能や精神面の老化も起こってくる．これらの老化現象は，遅かれ早かれ誰にでも訪れ，避けられない．しかし，60歳でもしみや白髪が目立たない人がいる一方，40歳で頭髪が薄くしわの目立つ人がいるように，老化は年齢と一体ではなく，老化する速度を遅らせることができることはよく知られている．

　それには，身体を形成している細胞の数を減らさず，機能も低下させないことであろう．特に咀嚼や嚥下などの口腔機能が高いレベルで維持できていると，栄養摂取状態がよくなり，体力が維持できることから，脳の活動にもよい影響を与えるといわれている[26]．

2）生活習慣病が長寿の敵

　近年になって高齢者の健康上の敵は，これまでの感染症から「生活習慣病」へと変化しつつあり，すでに現在の医療費の1/3が生活習慣病の医療によって占められるようになってきているという．

　この現状を解決して健康長寿を獲得するために，次のような生活習慣の獲得運動が進められている[26]．
- ・健康・体力づくりの運動として，テクテク歩く
- ・栄養と量と質が過不足なく摂取できる食物を，カミカミする
- ・毎日の生活を，ニコニコする
- ・五感を使って感動を，ドキドキ・ワクワクする

3）加齢 – 老化そしてフレイル

　我々ヒトは，加齢によって徐々に老化の道をたどるが，この経過を日本老年医学会の葛谷氏は図57のように表している[50]．

　この図の横軸はヒトが生を受けてから加齢して死を迎えるまでの寿命を，縦軸

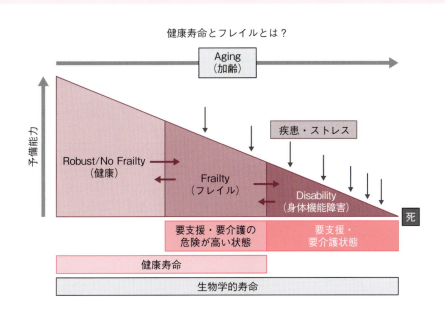

図57 身体が持つ予備能力の加齢に伴う変化と，健康状態との関係（葛谷，2009.[50]）
健康な状態から加齢とともに徐々に老化の道をたどる様相について，縦軸に身体の予備能力を，横軸に加齢を時間軸で表している．加齢とともに加わってくる疾患とストレスにより身体能力が低下して，フレイル状態さらには身体機能障害が生じてくると，徐々に要支援・要介護状態となってくることを示している．また，フレイル状態からは適切な処置により自立した健康状態に戻ることが可能であることも表している．

は身体の保持している予備能力を表している．

　加齢が進むにつれ，老化に加えて種々の疾患やストレスが加わることで，縦軸の身体予備能力は時間経過とともに低下してくる．身体の予備能力が一定以上に低下すると，日常生活において，ときには介護が必要と感じるようになってくる．

　この時点では，自立した生活ができているが健康障害を起こしやすく，身体機能が低下した時期であるも，まだ健康寿命の範疇にある．しかし要介護の前駆状態にある．この状態が虚弱・フレイルと呼ばれており，早期に発見し適切な専門家の介入により，健康状態に引き戻すことが必要な時期である．

　加齢によりいずれは体が弱り「虚弱・フレイル」さらには「身体機能障害」状態が生じることは避けられない．しかし適切な処置により，個人の症状に応じて，十分に自立した状態に回復・維持もできる．すなわち図57に示す「フレイル」から「健康」へ，また「身体機能障害」から「フレイル」へと図中の矢印の大きさのように戻ることが知られている[4]．それが如何にして可能であるか，考えてみよう．

2 ― 健康長寿に必要な「介護予防」，そして「口腔ケア」

　　生活の質を向上させて健康寿命を延ばすためには，フレイル状態を短縮させて，「介護予防」処置として種々の施策を実施するとともに，介護状態にある人たちには症状を悪化させることなく，すこしでも改善した自立した生活に戻れるように，援助することが必要となってくる．

 ### 1）介護予防とは

　　介護予防とは「要介護状態の発生をできる限り防ぐ（遅らせる）こと，そして要介護状態にあってもその悪化をできる限り防ぐこと，さらには軽減を目指すこと」とされている[51]．

　　現在，行政機関では地域包括ケアシステム（図7）を構築し，そのシステムの基で住み慣れた地域にあって，自分らしい暮らしを人生の最後まで続けることができるようにと，種々の施策が進められている．そのなかで，可能な限り，地域において自立した日常生活を営むことができるよう支援するために，介護予防が地域支援事業として行われており，要介護の前駆状態である虚弱・フレイル状態を早期に発見し，症状の進行を防ぐべく実施されている．

　　すなわち，単に高齢者の運動機能や栄養状態といった個々の要素の改善だけを目指すだけではなく，個々の高齢者の生活と社会環境への参加レベルの向上を通して，生活の質（QOL）自体が向上することを目指している．

　　介護予防は健康な者を対象に，発病そのものを予防する健康づくりが一次予防としてあり，二次予防はすでに疾病をもつ者を対象に，症状が出現する前の時点を早期に発見し，治療する取り組みである．また三次予防は，症状が出現した者を対象に，重度化の防止，合併症の発症や後遺症を予防するとしている．

　　このようなすべてのレベルの予防処置において，十分な栄養摂取が行えることは重要になってくるので，これを実現するに不可欠な「口腔ケア」の存在する意義は大きいといえる．

 ### 2）口腔ケアとは

　　介護予防のなかには全身的なケアとともに，我々の専門領域である「口腔ケア」の有効性・必要性が認められて，「予防重視型」に転換した介護予防法の2006年改正において，口腔ケア処置も介護予防の一つとして織り込まれた．

　　フレイルを予防して健康長寿を実現するための三つの柱の一つに栄養摂取があ

る（図2）．この栄養摂取には口腔器官の働きが必須であることから，この機能維持に重要な「口腔ケア」が重視され始めている．

① 口腔ケアの目的

　高齢者の生活が要介護状態になるのを防ぎ，さらに現在介護状態にある人にはこれ以上悪化しないようにすることが介護予防であって，口腔ケアが介護予防として現在期待されている点は，一つには誤嚥性肺炎の予防であり，もう一つは摂食嚥下機能の低下に起因する低栄養状態からの脱出である．

　誤嚥性肺炎は，口腔内の清潔度の低下から細菌を多数含む唾液が，誤って気道に入り込む気道感染が原因となって発症する．誤嚥は夜間に起こりやすく，誤嚥時に「むせ」などの自覚症状がない不顕性誤嚥がおもな原因とされている．

　高齢者において口腔衛生状態を良好に保つことによって，不顕性誤嚥による肺炎を予防し，食物摂取を推進できる．そのためには，

・口腔清掃によるケアの実施により，口腔と咽頭の細菌数の減少
・口腔機能回復によるケアにより，摂食嚥下機能の改善

これらを実施することが期待されている．

　摂食嚥下機能の改善については，次のような調査報告[52]があるので記しておきたい．

　それによると高齢者には，潜在的な低栄養（血清アルブミン値が，3.5g/dL以下）の人が30〜40％前後いる．その多くが口腔の機能に問題があるので，歯科医師や歯科衛生士が口腔機能の低下を起こしつつある人に対し，義歯を調整することなどにより口腔機能を引き出すことで，栄養状態の改善が図ることができたとしている．

② 口腔ケアの実際

　口腔ケアは種々な形で実行されており，それらは図53のように「口腔清掃による（器質的）ケア」と「口腔機能回復による（機能的）ケア」としてまとめられている[48]．

　これら実行されている口腔ケアには，患者さん自らが行う「セルフケア」と，歯科衛生士らによって行われる「プロフェッショナルケア（専門的口腔ケア）」とがある．

　セルフケアとしては次のものがある．

・適切な歯ブラシや歯間清掃用具を選択し，すみずみまできれいに清掃する

- むし歯を引き起こす甘味食品の量を制限し，栄養バランスのとれた食事をよく噛んで食べる
- 全身のリラクセーションを心がけ，顔面，口腔をよく動かし，摂食嚥下のための良好な口腔機能を保つ
- フッ化物入り歯みがき剤を使用し，むし歯予防に役立たせる
- 定期的に歯科健診を受ける

プロフェッショナルケア（専門的口腔ケア）としては，以下の事項が該当する．
- むし歯，歯周病の状況を診て，全身状態，口腔内の状況に合った適切な口腔清掃のアドバイス
- 日常的には清掃できない部位の専門的歯面清掃
- 口腔機能の維持，回復を図る機能的口腔ケア
- 食介護への支援
- フッ化物洗口など，予防に関係する薬剤の紹介と正しい使い方の指導

3）義歯装着によるADLとQOLの改善

義歯を装着することにより口腔機能が向上して，それがADL（Activities of Daily Living；日常生活動作）とQOL（Quality of Life；生活の質）の改善につながっていく．

① 口腔の機能回復

適切な義歯を入れて噛み合わせや歯並びを回復させることで，高齢者のADLを高め，QOLを確保できるようになる．

- 咀嚼能力の維持・向上

  食べられる物が増え，家族と同じメニューでの楽しい食事や友人達との会食もできるようになる．
- 身体的・精神的健康状態を維持

  積極的に社会活動に参加できることで，閉じこもり予防になる．
- 嚥下機能の維持

  誤嚥性肺炎の予防になる．
- 身体の平衡の向上

  歩行周期を安定・短縮させ，歩幅・歩行速度が増し転倒予防になる．

② 噛める機能的な義歯にするために

口腔内に装着される義歯の噛み合わせは，ヒトの髪の毛の太さの数分の1という細かな精度（20-30 μm，1 μm＝1/1,000 mm）で作られているから，毎日の手入れと定期的な歯科医師による管理が必要となってくる．

噛み合わせの悪い義歯を長期間使用していると，不自然な噛み方になり，下顎位や顎関節の位置が変化することがある．義歯と適合状態に問題がないか，定期的な歯科医師の診査が必要になってくる．

義歯を使う前に十分に，舌，口唇，頬など，口の運動機能を高めておくとよい．義歯を調整・装着したあとも，食事が摂れるようになるまでは歯科医師の診査を欠かさないようにしたい．

4）口腔ケアの習慣が死亡リスクを下げる

歯ブラシによる口腔ケアを実施することが，死亡リスクを下げるという報告がある．口腔ケアを習慣としている・できるから有意な結果が得られた，という考えもあるかもしれないが，口腔ケア習慣は大切であるから，おもな内容をみてみよう．

米国の81歳（中央値）の男女5,611人を対象に17年間追跡した結果，不適切な口腔ケア習慣をもつ者は死亡リスクが有意に高いことが判明した[53]．たとえば，就寝前にブラッシングする習慣がない者は男性でハザード比，1.34（95％ CI，1.14〜1.57），女性でハザード比，1.19（1.02〜1.38）と有意に死亡リスクが高かった．

同様に，フロスを使用しない者，毎日ブラッシングしない者，（義歯をもっている者で）義歯の清掃をしない者並びに歯科への定期的な受診が1年間まったくない者では男女を問わず有意に高い死亡リスクを示した．

また，日本を対象とした調査としては次の報告[54]がある．65歳以上の地域住民21,730人を対象に4年間追跡したところ，適切な口腔ケア（1日2回以上のブラッシング，年1回以上の歯科医院への受診，義歯の使用）が習慣的に身についている者では全死亡に対するハザード比，0.54（95％ CI，0.45〜0.64）と有意に死亡リスクが低いという結果であった．

3 — 要介護への危険な道 サルコペニアそしてフレイル

　介護が必要になる前段階の重要な症状として，サルコペニアとフレイル（虚弱）がある．まずこの用語について記してみたい．

1）サルコペニアとは？

　ギリシャ語の「肉」を表す"サルコ"と，「欠乏」を表す"ペニア"を組み合わせた言葉で，加齢に伴って筋肉量が減少して，筋力や身体機能の低下した加齢性筋肉減弱症ともいうべきものである．このサルコペニアは，体幹を支えている抗重力筋に多くみられると，立ち上がりや歩行がだんだんと億劫になり，放置すると歩行困難状態になってしまう．

　歩行困難が原因で転倒・骨折，寝たきりなどのロコモ（ロコモティブ-シンドローム，運動器症候群）状態が生じてくると，体の活動量が低下して，加齢によって体が弱った「虚弱・フレイル」状態に至ってしまう．

　このような経過をたどらないためには，十分な栄養の摂取に加えて，体力維持・筋力増加のために継続的な運動の実行により，サルコペニアを予防することが重要になってくる．

① サルコペニア症状を確認してみよう．
　日本人の高齢者に合ったサルコペニアの簡易診断基準案を，国立長寿医療研究センターの老化に関する長期縦断疫学研究（NILS-LSA）が，次のように作成している[55]．

　65歳以上の高齢者で，歩行速度が1m/秒未満，もしくは握力が男性25kg未満，女性20kg未満である場合で，さらに肥満度を表すBMI値（Body Mass Index；体重kg/身長mの2乗）が18.5未満，もしくは下腿囲が30cm未満の場合にサルコペニアと診断されている．

　歩行速度，握力が基準値以上であった場合は正常．歩行速度，握力が基準値以下でも，BMI，下腿囲が基準値以上であれば脆弱高齢者であるが，サルコペニアではないと診断するとしている（図58）．

　サルコペニアの原因には，加齢，活動量の低下，種々な疾患にともなう栄養不足などがある．四肢の筋肉だけでなく口腔領域においても，顎口腔・頸部の筋肉の機能低下が原因で，咀嚼や飲み込みに必要な口腔機能に低下がみられ，嚥下行為に障害が生じてくる．

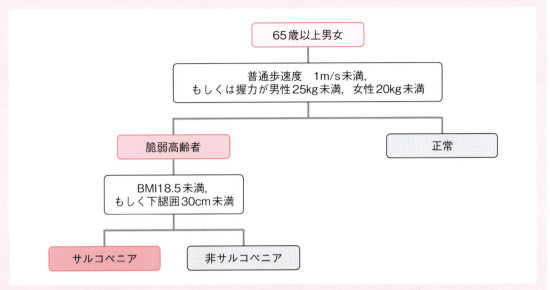

図58 日本人の高齢者に合ったサルコペニアの簡易診断基準（下方ほか，2012.[55])

　65歳以上の高齢者について，歩行速度，握力が基準値以下で，肥満度を表すBMI値あるいは下腿囲が低い場合にサルコペニアと診断されている．
　歩行速度，握力が基準値以上であった場合は正常と診断する．歩行速度，握力が基準値以下でも，BMI，下腿囲が基準値以上であれば脆弱高齢者であるが，サルコペニアではないと診断するとしている．

　予防には「食べて」＋「動く」，すなわち「栄養＋運動」のセットで体力低下を防ぐことが肝要となってくる．

② 「指輪っかテスト」と「片足立ち上がりテスト」（図59）

　サルコペニアの可能性を簡単に判定できるテストなので，試みてみるとよい．

・「指輪っかテスト」[56]

　自分のふくらはぎを，両手の親指と人差し指で囲んでみる．両手の指がくっつかなければ十分な筋肉量があると判断できる．

　両手の指がくっつくとサルコペニアの可能性があり，指がくっついてさらに空間があるようならサルコペニアの可能性が非常に高いと判断する．

・「片足立ち上がりテスト」[57]

　筋肉の質が確認できるテストである．

　腕組みをした状態で椅子に座り，片足で立ち上がってみる．

　左右どちらかでも立ち上がることができなければ，サルコペニアの可能性があると判断する．

Ⅰ．健康寿命を脅かすフレイル　79

2） フレイルとは？

　加齢に伴い身体の予備能力が低下し，健康障害を起こしやすくなった状態が「フレイル」であり，介護が必要となる前の虚弱の段階にある．筋肉や身体機能の低下を示すサルコペニアはその一因であり，加えて疲労感や活力の低下などがフレイルの原因となっている．

　このフレイル状態は適切な処置により自立した健康状態に戻ることが可能であることから，負の印象が強い「虚弱」という表現に代えて，英語の「frailty，フレイル」が用いられている．このように，要介護状態に陥らないように，自立できる健康状態に戻る努力をすることが求められている．

　「フレイル」は要介護の危険が高いが，まだ健康を維持できている状態を指しており，自立生活が送れない状態とは区別されている．低栄養状態から脱出できればフレイル・サイクル（図60）を断ち切れて，自立した生活に戻ることができる[58]．

　サルコペニア，フレイルを予防して健康長寿を獲得するには，上記の要因を取り除くために「栄養（食・口腔機能）」「身体活動（運動など）」「社会参加（就労，余暇活動，ボランティアなど）」の三つの柱を満たすことが必要となってくる[4]．この三つの柱を，より少しでも早い時期から充足させて，サルコペニア予防，フレイル（虚弱）予防につなげることが強く求められることになる．

　我々歯科医療関係者は，上記の3要素の一つである「栄養（食・口腔機能）」について，その機能の維持と回復に責任を担う立場にあることを十分に認識して，フレイル予防そして介護予防を押し進めていきたいものである．

 3） 高齢期における「BMIパラドックス」

　肥満は，糖尿病，高血圧，脳血管障害，虚血性心疾患などの成人病を起こす重要な危険因子であり，肥満度を示す指標としてBMI値が重用されている．しかし最近になって，それらの数多くの医学的エビデンスは，比較的中年層を中心に積み上げられてきているので，高齢者においては必ずしも当てはまらないとした指摘がされている[56]．

　それによると，65～79歳の日本人高齢者約27,000人弱を対象に，体格の指標BMIと11年間の追跡による死亡率を調査した結果として，図61が報告されている．

　すなわち上図のように，グラフの右側の太り気味のBMI 25.0～30.0の者で

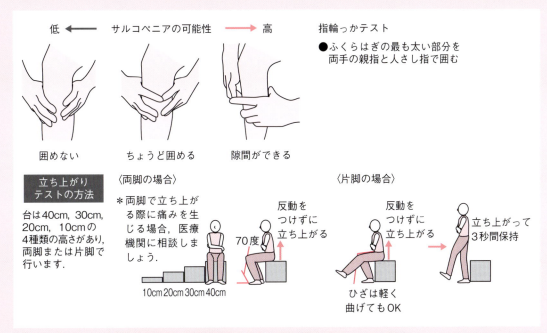

図59　サルコペニアの簡易診断法（新田監修，2016.[56]）（熊野ほか，2017.[57]）
・指輪っかテスト：ふくらはぎを，両手の親指と人差し指で囲んでみる．
・立ち上がりテスト：組みをした状態で椅子に座り，片足で立ち上がってみる．

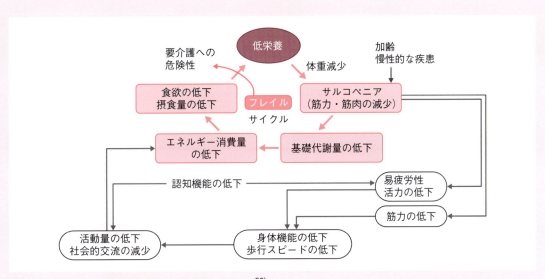

図60　フレイルへの危うい道（山田ほか，2012.[58]）
　低栄養状態が継続してサルコペニアとなると筋肉量が減少し，歩行速度が低下するような身体症状を示し，疲れやすくなるため身体の活動量が減少する．活動量が減少すると，エネルギー消費量が減り，必要とするエネルギー量も減少する．動かないとお腹がすかず食欲もなくなり，慢性的な低栄養状態になる．低栄養状態はサルコペニアをさらに進行させて，筋力低下が進むという悪循環へ陥る．
　この悪循環を適切な介入によって断ち切らないと，フレイル・サイクルを繰り返し要介護状態になる可能性が高くなってくる．このサイクルを断ち切ることができれば，自立した生活に戻れる．

は死亡率が上がらず，逆にグラフの左側の痩せ傾向のBMI 17.0〜16.0の者で死亡率が上がるという．この現象は高齢者にみられるものであり，「BMIパラドックス」と呼べる現象であるとしている[56]．

これまではBMIの数値が高いほど死亡リスクが高いとされていた．例えば，喫煙しない米国の白人男性および白人女性のBMIごとの10年後の相対的死亡リスクは，図62の右図のように，BMI：20〜24.9が最も死亡リスクが低く，グラフの右側（すなわち太り気味傾向）では死亡率が上がり，グラフの左側（すなわち痩せ気味傾向）でも，死亡率が上がる結果が報告されている[59]．

しかし上述の最近の調査結果によると，高齢者ではまったく逆で太り気味の者では死亡率が上がらず，痩せ傾向の者で死亡率が上がる「BMIパラドックス」を示している（図61）[56]．

また，高齢者の下肢の大腿部と下腿部の2か所のCTスキャンの横断面画像を示して「BMIパラドックス」説の妥当性を説明している（図61-下図）．

すなわち，BMIが26.0とやや太り気味（被験者A）とBMI 22.3と中肉中背（被験者B）の高齢男性2名について，撮影したCT画像からAさんの大腿部で筋肉量がたっぷりあり，逆にBさんは非常に萎縮した筋肉画像であることを示している[56]．

高齢者にとっては，自立した状態を維持するために，必要な体力を持つことが求められていることから，「BMIパラドックス」を満たすために，栄養摂取を欠かすことのないようにしたい．そのためには，「口腔ケア」を大いに活用していきたいものである．

4）フレイルの評価と「口腔ケア」

加齢に伴う機能低下によって生じてくるフレイル（虚弱）の判定基準として，次の5項目のうち3項目が該当するものとされている[58]．

①力が弱くなった（握力の低下）

②活動量の低下（日常の不活発性）

③歩く速さが遅くなった

④疲労感

⑤体重減少

さらに症状が進むと，歩行障害，転倒などロコモの危険性が高まり，要介護寸前さらには要介護状態となってしまう．

しかし，フレイル状態は前述のごとく可逆的であり，健康状態へと回復する可

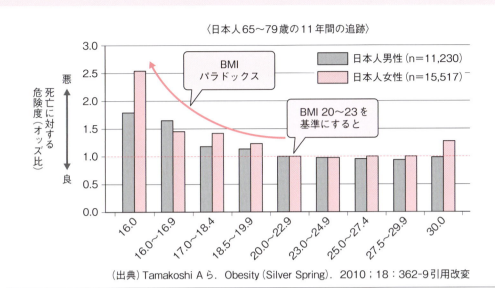

図61 高齢者にみられる「BMIパラドックス」（新田監修，2016.[56]）

上図：日本人高齢者約27,000人を対象に，BMIと11年間の追跡による死亡率を調査した結果，グラフの右側の太り気味の者では死亡率が上がらず，逆にグラフの左側の痩せ傾向の者で死亡率が上がるという結果となった．

これまでの中年層のデータでは，図62のようにBMIが高いほど死亡リスクが高いとされていたことから，高齢者にみられるこの現象は「BMIパラドックス」と呼ばれている．

下図：高齢者の下肢の大腿部と下腿部の2か所のCTスキャンの横断面画像を示して，BMI 26.0の被験者Aが，BMI 22.3の被験Bよりも大腿部で筋肉量がたっぷりあり，「BMIパラドックス」説の妥当性を示している．

能性を内在している．その回復のためには，身体の活動性を復活させて，運動不足を解消する介護予防処置が必要となってくる．それとともに欠かすことのできない介護予防処置として，栄養摂取が可能な口腔状態を確保するための「口腔ケア」がある．

5）「オーラル・フレイル」とは

最近，前出の飯島氏らは，高齢者の「食」から考える虚弱フローの概念図を構築している．その概要は，フレイルに至る初期変化として，口腔清掃に対する関心の低下がう蝕・歯周病を招来し，その症状が咀嚼・嚥下などの口腔機能の低下を生み，食欲低下に至ることに注目して，「オーラル・フレイル期」という考え方を提唱している[4]．

すなわち，口腔機能における軽微な虚弱兆候（滑舌の低下や食べこぼし・わずかのむせ，噛めない食品が増える等）をあえて見える化して，身体の虚弱化への入り口である「オーラル・フレイル期」に目を向ける必要性を強調している（図63）．

自立した健康な高齢者であれば，適切な歯科治療とその後の管理によって，口腔機能を回復し，維持することは十分に可能である．しかし身体の変化に対する適応能力が低下している高齢者においては，一度の入院などわずかなことから病状が進行し，容易に虚弱状態や要介護状態に陥りやすい．この状態を改善して少しの期間でも健康状態に戻るために，フレイル期に至る前の「オーラル・フレイル期」という新たな概念のもとに，口腔機能の低下している高齢者に対して歯科医療と口腔ケアを行う必要性を明確に示している．

我々のめざす目標は「加齢によるADL低下の阻止」

加齢により身体能力が低下してくると，日常生活における自立度（ADL）も変化すると予想される．

1）加齢によるADLの低下現象

これについては，全国から無作為に抽出した約6,000人の60歳代高齢者について，20年間にわたり機能的自立度（ADL）の推移を調査した報告[60]がある（図64）．

それによると，ADLの変化パターンは複数種類に分類できて，全体の1割の

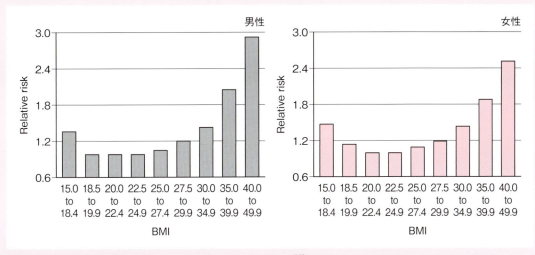

図62　成人におけるBMI指数 (González, et al., 2010.[59])
　成人におけるこれまでの報告では，米国の白人男性および白人女性は図に示すように各グラフ左側のBMI：20〜24.9が最も死亡リスクが低く，グラフの右側 BMI値の高い太り気味傾向では死亡率が上がっている．

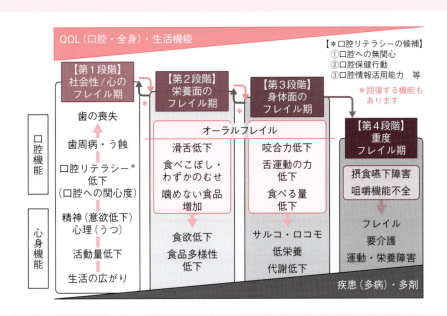

図63　高齢者の「食」から「オーラル・フレイル」がみえてくる (飯島，2015.[4])
　フレイルに至る初期の変化として，口腔の環境変化がう蝕・歯周病を招来し，機能低下が生じることに注目して，「オーラル・フレイル期」という考え方を図示している．滑舌の低下や食べこぼしに始まる軽微な虚弱兆候が食欲低下を招き，さらに運動機能障害・ロコモや低栄養状態が，フレイルの始まりであることに注目したい．

Ⅰ．健康寿命を脅かすフレイル

者は80〜90歳まで自立を維持している．また約2割は，70歳になる前に生活習慣病により健康を損ねて死亡するか，重度の介助が必要な状態にあった．しかし7割を占める大部分の者は，75歳ころまでは元気だが，そのあたりから徐々に自立度が落ちている．

2）歯科医療関係者の果たすべき役割

前項の調査結果から健康長寿の延伸への課題解決策が浮かび上がってくる．

それは，後期高齢期に入る70代半ばから徐々に衰えはじめ全体の7割を占める高齢者について，衰えの始まる年齢を何年か遅らせて健康寿命を延ばし，健康長寿を獲得させるために，あらゆる可能な努力をすることである．

その中でわれわれ歯科医療関係者の役割としては，要介護に入る虚弱（フレイル）期を先延ばしにする具体的な施策として，栄養摂取機能の回復治療の充実を進めていくことが必要である．

この課題解決に欠かすことのできないのは口腔ケアであり，栄養摂取機能の回復・維持に大きな責任を持つのが歯科医療であることは明らかである．関係者の活躍がいよいよ求められてくる．

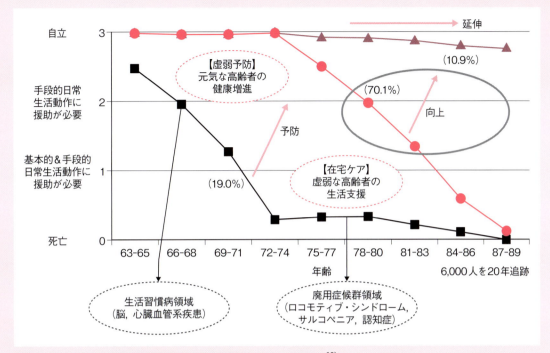

図64　我々がやるべき「健康寿命延伸への戦略」(秋山, 2010.[60])

　約6,000人の60歳代高齢者について，20年間にわたり機能的自立度 (ADL) の推移を調査した結果，7割の人が中央の赤線のように75歳を境に徐々に自立度が落ちており，2割が70歳になる前に健康を損ねて多くは死亡している．しかし80〜90歳まで自立を維持している人が1割いる．

　国民の7割が示している70歳後半からの徐々に生じる自立度の低下 (中央の赤線) について，これを食い止める施策が求められているが，その鍵は口腔ケアが握っている．

Ⅱ 高齢者の健康と口腔保健

　高齢者においては，食物摂取に関連する咬合，咀嚼，唾液分泌，構音機能，嚥下機能などすべての口腔機能は，相互に影響しあいながら加齢とともに低下していく．また，口腔機能の低下は，認知症や全身的な疾患あるいは運動機能，生活機能とも密接に関連している．その一部はすでに前述した．

 ## 1 — 高齢者の死亡原因

　2015年のおもな死因別の死亡率（人口10万対）をみると，図65に示すように，がん295.5，心臓病156.5，肺炎96.5，脳卒中89.4，老衰67.7などである．年次推移をみると，がんは一貫して上昇を続け，1981年以降死因順位の第1位となっている[61]．

　心臓病は1985年に第2位となり，その後も増加していたが，1994〜95年には急激に減少し，1997年からは再び増加傾向となっている．一方で肺炎は，1947年以降減少傾向であったが，1973年以降は増加傾向に転じ，2011年には脳卒中を抜いて第3位となった．長く第1位であった脳卒中は1970年から減少，1991年以降は横ばいで推移し，7年に急激に増加したものの，その後は減少傾向となっている．

　最近の2014年の時点では，表2に示すように，がん，心臓病，肺炎，脳血管疾患の順位である．しかし女性に限ると，がん，心臓病，老衰，脳血管疾患，肺炎である[61]．

　近年，肺炎による死亡が，特に男性において高位になっていることに注目したい．その肺炎の原因は誤嚥によるものと考えられるからである．

 ## 2 — 誤嚥性肺炎と口腔ケア

 ### 1）高齢者にみられる誤嚥性肺炎

　上述したように，最新の調査によると肺炎が日本人の死因の第4位から第3位にと増加をみせており（図65），特に高齢者の誤嚥のもつ危険性が指摘されている．

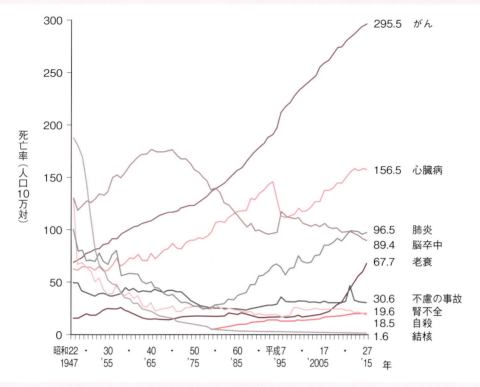

図65 おもな死因別にみた死亡率の年次推移（厚生労働省，2017.[61]）

　長く第一位であった脳卒中は1970年から減少し，心臓病は1985年に第2位となり，その後も増加．一方で肺炎は，1947年以降減少傾向であったが，48年以降は増加傾向に転じ，2011（平成23）年には脳卒中を抜いて第3位となった．

表2　死因順位別死亡数の年次推移
現在のおもな死因の第1位悪性新生物（がん），第2位は心疾患で3位に肺炎が位置している．

死因順位	平成14年(2002) 死因	死亡数	19年(2007) 死因	死亡数	24年(2012) 死因	死亡数	25年(2013) 死因	死亡数	26年(2014) 死因	死亡数
第1位	悪性新生物	304568	悪性新生物	336468	悪性新生物	360963	悪性新生物	364872	悪性新生物	370000
第2位	心疾患	152518	心疾患	175539	心疾患	198836	心疾患	196723	心疾患	196000
第3位	脳血管疾患	130257	脳血管疾患	127041	肺炎	123925	肺炎	122969	肺炎	118000
第4位	肺炎	87421	肺炎	110159	脳血管疾患	121602	脳血管疾患	118347	脳血管疾患	113000

注：「平成25年」までは確定数，「平成26年」は推計数である．
【「平成26年」推計数】
・出生数　100万1,000人（前年確定数より2万9,000人減）
・死亡数　126万9,000人（前年確定数より1,000人増）
・おもな死因の死亡数　第1位　悪性新生物37万人
　　　　　　　　　　　第2位　心疾患　　19万6,000人
　　　　　　　　　　　第3位　肺炎　　　11万8,000人
　　　　　　　　　　　第4位　脳血管疾患11万3,000人

高齢者にみられる肺炎の特徴は，抗菌薬で一度は治癒しても，再発を繰り返してしまうことにある．これは睡眠中の無意識下で，口腔内の唾液が肺のなかに流れ込む誤嚥が原因と考えられている．

　高齢者においては，口腔機能が低下して十分な栄養補給ができなくなると，体力とともに免疫力も低下してくるので，誤嚥に起因する肺炎発症の危険性が指摘されている．

　我々も高齢者の方々を対象として健康についての話をする際には，図66のようなスライドで高齢者に起こりやすい誤嚥性肺炎の危険性を喚起することが必要である．

2）誤嚥性肺炎の予防には口腔内を清潔に

　高齢者において睡眠中の肺への唾液流入は防ぎがたいものである．そこで誤嚥性肺炎の予防には，口腔ケアによって口腔内の清潔度を高め，肺に流入する唾液中の細菌数を減少させることである．次いで，誤嚥する唾液量の減少を目指すために，円滑な摂食嚥下機能の回復リハビリテーションの実施にある．

　口腔内を清潔に保つには，食後に歯ブラシなどで歯面に食物残渣が付着しないように，歯石・歯垢の原因を除去することが大切であり，咀嚼した食物を口腔内に残存させない嚥下機能の確保も重要になってくる．どちらも我々の責任領域の施策である．

・口腔内の細菌数の減少を目指すための口腔内の清掃度を高める口腔ケア
・誤嚥する唾液量の減少を目指すための円滑な摂食嚥下機能の回復リハビリテーション

この2項目の実施である．

3）「片側咀嚼」の防止も重要

　片側咀嚼では口腔内に嚥下できない食片が残り，これが不潔の原因となる[11,13]ことはすでに前述した（p.22を参照）ので，確認してみよう．

　左右の歯で交互に噛みながら食物を粉砕すると，下顎が外側から内側へと動く咀嚼運動によって，上下臼歯の間で細かくなった食片は舌背上に移送され，頬の間の口腔前庭部に残存することなく嚥下できる．これが生理的な正常な咀嚼行動である．

　片側咀嚼は臼歯部に生じた欠損を放置して，その状態で反対側歯列を使って咀嚼を続けることから始まってくる．したがって「片側咀嚼」予防には，常に左右

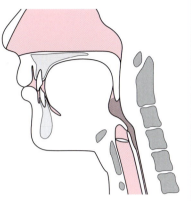

- 肺炎死亡の割合は全体の10%を占めており，死亡原因の第3位
- 高齢者肺炎の特徴として，抗生物質で肺炎が治癒しても，再発を繰り返す．高齢者肺炎では口腔内の唾液が睡眠中に肺の中に流れ込むという，誤嚥を生じている．

図66　高齢者にみられる誤嚥性肺炎
高齢者の誤嚥がもつ危険性について注目されている．肺炎の再発を繰り返す特徴を示し，睡眠中の無意識下状態において，口腔内の唾液が肺のなかに流れ込む誤嚥が原因と考えられている．

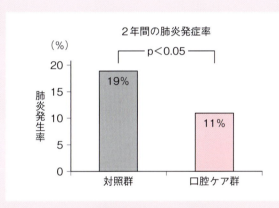
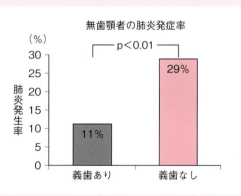

図67　口腔ケアが肺炎の発症を防ぐ力となる (Yoneyama, et al. 1999.[62])．(米山ほか，2001.[63])
口腔ケアにより良好な口腔衛生状態が保たれると，高齢者における肺炎発症のリスクを大きく下げることができる（左図）．
無歯顎者は義歯を使用することにより，口腔内の自浄性が改善することで衛生状態が向上し，肺炎の発症率が義歯なし者の約1/3に低下する（右図）．

の歯で正常な咀嚼行動が不自由なく行えるように，歯列に何らかの障害が生じたら，即時の治療を怠らないことが大切になってくる．

4）口腔ケアが誤嚥性肺炎を防ぐエビデンス

良好な口腔衛生状態を保ち口腔機能が維持されていると，高齢者においても免疫力の低下を押さえることができる．さらに，誤嚥に起因する肺炎の発症リスクを大きく下げることが可能なことは，臨床調査研究でも明らかにされている（**図67左図**）[62]．

さらにまた，無歯顎者においては義歯を使用することにより，口腔内での自浄性が改善されて衛生状態が向上し，肺炎の発症率が義歯なし者の約1/3に低下

していることも報告されている (図67右図)[63].

　これらなどのエビデンスをもとに，口腔機能訓練を含めた口腔ケアを日常の習慣として行う取り組みが，2006年度からは介護保険制度のなかに介護予防サービスとして取り込まれており，我々臨床に携わるものにとって，口腔機能向上の取り組みが緊急の課題となっている．

3 — 要介護者に必要な歯科治療

　超高齢社会の到来により，虚弱高齢者 (dependent elderly frailty) が増加し，その結果として「通院困難者」が増加している．歯科の診療施設は，ほとんどが通院の必要な診療所 (クリニック) であり，通院困難者は在宅で訪問診療を受けるのが唯一の方法といってよい．したがって歯科診療は，患者からの依頼によって成立するため，口腔内の変化に本人や家族，あるいは介護担当者が気づかない限り，治療環境を引き寄せることができない．すなわち，患者の体調悪化などの環境変化によっては，歯科医療が中断したままの状態が続く危険性が存在している．その結果，「口腔機能は低下した状態 (オーラル・フレイル，oral frailty)」が生み出されることになる．

　自立した生活を営む高齢者はもとより，要介護者においても，口腔内を機能的，衛生的に十分な状態に保つことが，健康寿命の延伸に不可欠なことはいうまでもない．しかし，要介護状態になると日常の行動は制限され，口腔ケアについてもその実施には種々の制限が生じることは想像にかたくない．

1) 要介護者の口腔状態

　そこで，要介護者の口腔がどのような状態にあるか，2000年に介護保険が開始してまもなく，筆者らが実施した新発田地区の調査結果から記してみたい．

　2002年10月から12月の間に要介護認定申請をした者372名 (男性140名，女性232名，平均年齢81.0±8.0歳) を対象として，口腔に関する実態調査を行った結果，次の事項が明らかとなった[64,65]．

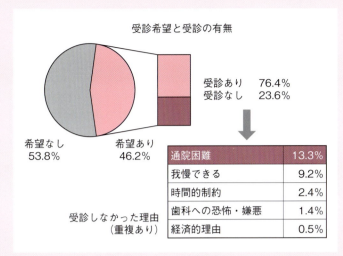

図68 要介護認定申請者にみられた歯科診療の実態（河野.[64]）

歯科治療の必要な者は74.7%であった．そのなかで，受診希望者は要歯科治療者全体の46.2%であったが，そのうち23.6%の者は受診していない．その大きな理由は通院困難であった．この調査結果から，訪問診療を拡充して，欠損歯列に対する補綴処置を実施し，咬合治療による咀嚼機能の回復の必要性を感じた．

① 要介護認定申請者では，歯科治療とりわけ補綴治療の必要なものが多い

歯科治療の必要な者は全体の74.7%
　そのうち 要補綴治療者が　58.2%
　　　　　う蝕治療　38%，
　　　　　歯周治療　23%，抜歯22%

② 受診希望者は要歯科治療者全体の46.2%

そのうち，受診あり　76.4%
　　　　　受診なし　23.6%

受診の希望があっても，実際に受診できない理由は，通院困難が13.3%で最大の要因であった（図68）．この調査結果から，通院できない人々のために，歯科においても訪問診療を拡充して，欠損歯列に対する補綴処置を実施し，咬合の回復治療による咀嚼機能確保の必要性を大いに感じた．

2) 在宅訪問診療の限界

現在の訪問診療には，種々の問題点が存在していることを感じている．その大きな位置を占めるのが，訪問診療器具とそれに伴う治療術式の不完全さである．現在使用できる機械器具は，徐々に改良されているが，まだまだ通常の診療所に

おける治療器具・術式の準用によっている.

　そのため，種々の臥位にある患者に対して，安心・安全な治療を常に十分行うことが可能とはいえない．とりわけ，義歯製作時の印象採得や咬合採得がその対象になるだろう．

　口腔機能障害が惹起されたあとに，新たに義歯製作治療を行うよりも，その前の通院可能な段階で歯や咬合に問題が生じたときに，すみやかに，かつ余裕をもって精度の高い治療を施すほうが，はるかに容易であることはいうまでもない．

　このような状況から，口腔ケアとキュアの早期介入で，前述した認知症患者に対するのと同様に，要介護者らの歯科医療の解決を図るべきであろう．診療台での治療がより安全で，簡便に診療を受けることが可能となるからである．

 ### 3）認知症と介護状態の関係

　厚生労働省が実施した2016年の国民生活基礎調査[66]では，介護が必要となったおもな原因をみると，「認知症」が24.8％で最も多く，次いで「脳血管疾患（脳卒中）」が18.4％，高齢による老衰が12.1％となっている（**表3**）．

　この調査の報告から，要支援または要介護と認定された者がいる世帯の構造をみると，65歳以上の者のみで構成されている高齢者世帯が54.5％と最も多く，しかもこの15年間に1.5倍以上に増加しており，老老介護を行わざるを得ない様子が明らかになってくる．

　上記の状態から，老老介護を防止するためには，老年期に入る前からの口腔ケアや歯の欠損を放置しない補綴処置が必須であることがわかる．認知症の患者さんを対象としての補綴処置等については，後述する．

表3 支援・介護が必要になった原因疾患を3位まで示す（厚生労働省.[66]）

介護が必要となったおもな原因をみると，「認知症」が24.8％で最多，次いで「脳血管疾患（脳卒中）」，高齢による老衰となっている．要支援または要介護と認定された世帯の構造は，65歳以上の者のみで構成されている高齢者世帯が54.5％と最も多く，しかもこの15年間に1.5倍以上に増加しており，老老介護を行わざるを得ないのが現状である．
（単位：％）

2016（平成28）年

要介護度	第1位		第2位		第3位	
総数	認知症	18.0	脳血管疾患（脳卒中）	16.6	高齢による衰弱	13.3
要支援者	関節疾患	17.2	高齢による衰弱	16.2	骨折・転倒	15.2
要支援1	関節疾患	20.0	高齢による衰弱	18.4	脳血管疾患（脳卒中）	11.5
要支援2	骨折・転倒	18.4	関節疾患	14.7	脳血管疾患（脳卒中）	14.6
要介護者	認知症	24.8	脳血管疾患（脳卒中）	18.4	高齢による衰弱	12.1
要介護1	認知症	24.8	高齢による衰弱	13.6	脳血管疾患（脳卒中）	11.9
要介護2	認知症	22.8	脳血管疾患（脳卒中）	17.9	高齢による衰弱	13.3
要介護3	認知症	30.3	脳血管疾患（脳卒中）	19.8	高齢による衰弱	12.8
要介護4	認知症	25.4	脳血管疾患（脳卒中）	23.1	骨折・転倒	12.0
要介護5	脳血管疾患（脳卒中）	30.8	認知症	20.4	骨折・転倒	10.2

注：熊本県を除いたものである．

Chapter III 要介護状態脱出を目指す「口腔ケア」

　平均寿命そして健康寿命が図1に示したように延びていることは，大変に喜ばしいことであるが，その一方で自立した生活が営めない介護の必要な高齢者も年々増加している．

　これらの高齢者の生活を社会全体で支えるため，公的な制度として介護保険制度が「介護保険法」のもとに1997年に制定され，2000年4月に施行されており，その後順次制度を支える種々の事業が図69～71のように実施されている．その概要をみてみよう[67,68]．

1 ― 介護保険制度と口腔ケア

　要介護状態にある高齢者においては，本人や家族のケアが十分でないと口腔衛生状態は低下して，う蝕や歯周病が発症し重症化してくる危険性がある．さらに嚥下機能の障害が加わってくると，誤嚥性肺炎等を発症する危険性が高まってくる．

　これらの高齢者においては，咀嚼力が低下して栄養摂取が十分でなくなり，全身疾患の回復力も低下してくる．口腔内も自浄性が低下し，口腔環境が悪くなるとさまざまなトラブルが生じてくる．

　このような口腔内環境の悪化を予防して，仮に要介護状態となっても自立した生活に戻ろうとする意欲を持ち続けることができるように，高齢者の生活を社会全体で支えるため介護保険制度が設けられている．

1) 介護保険サービス

　介護保険の被保険者には，65歳以上の第1号被保険者と40歳以上65歳未満の第2号被保険者があり，介護サービスを利用するためには，介護や日常生活に支援が必要な状態であることなどの要介護認定・要支援認定を受ける必要がある．

　市町村に申請を行い，介護認定審査会において調査員による心身の状態などの調査結果と主治医の意見書をもとに，要介護度等が決まり，必要な介護支援を受けられるようになる．

　行われるサービスは，高齢者の自立した生活の支援を目的として，住み慣れた

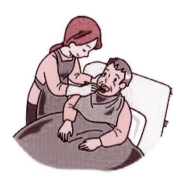

図69

　2002（平成14年）〜2004（平成16年）に厚生労働科学研究費補助金・長寿科学総合研究事業として筆者らが実施した「情報ネットワークを活用した行政・歯科医療機関・病院等の連携による，要介護者口腔保健医療ケアシステムの開発に関する研究」の成果として，新潟大学歯学部のHPに図示するような「要介護者口腔ケアネットワーク」のページが設けられている．

　ここには研究成果報告書のほかに，「口腔ケア・マニュアル」，「お口の体操ビデオ」などが，ダウンロードして誰もが利用できるようになっている．

　https：//www.dent.niigata-u.ac.jp/oral-care/

地域で人生の最期まで生活を続けられるよう，「地域包括ケアシステム」として介護サービスが構築され，実施されている．

地域包括ケアシステムのなかで，すべての相談を受け付ける窓口として「地域包括支援センター」が存在している．地域の高齢者の心身の健康保持，保健・医療・福祉の向上と増進のために必要な援助，支援を包括的に行い，介護予防をはじめ，高齢者の自立支援を総合的に支える専門機関として設置されている．

2）在宅療養者のサービス

在宅における介護サービスは，介護支援専門員（ケアマネジャー）が介護を求めている者と面接し，問題点や課題を把握し，本人と家族やサービス担当者を含めた話し合いでケアプランを立て，必要なときに必要なサービスを提供できるようなシステムを構築していく．

このサービスのなかには，訪問看護，訪問介護，訪問入浴，訪問リハビリテーションなどのほかに，医師・歯科医師・薬剤師・管理栄養士・歯科衛生士が療養上の管理指導，助言等を行う「居宅療養管理指導」がある．

3）栄養摂取のための支援

2015（平成27）年度の介護報酬改定では，中重度の要介護者や認知症高齢者への対応がさらに強化され，「口腔・栄養管理に係る取組の充実」が実施されるようになってきた（図71）．

この施策は，施設等入所者が認知機能や摂食嚥下機能の低下等により食事の経口摂取が困難となっても，自分の口からの栄養摂取と誤嚥性肺炎の防止が得られるよう，多職種による支援の充実を図るものとなっている．

その職種のなかに歯科医師・歯科衛生士が含まれていることから，今後の活躍が期待されるところである[67, 68]．

2 ― 訪問歯科診療と医療保険そして介護保険[67]

歯科診療所に通院していた患者が通院困難になった場合には，訪問歯科診療を受けることが望ましいのはもちろんである．そこで，介護保険の存在を患者に伝え，市町村へ申請するようアドバイスすることが必要となってくる．

訪問歯科診療では，歯科医院で受ける同じ治療が訪問先でもできるが，適用される保険が違ってくるので，以下に記してみる．

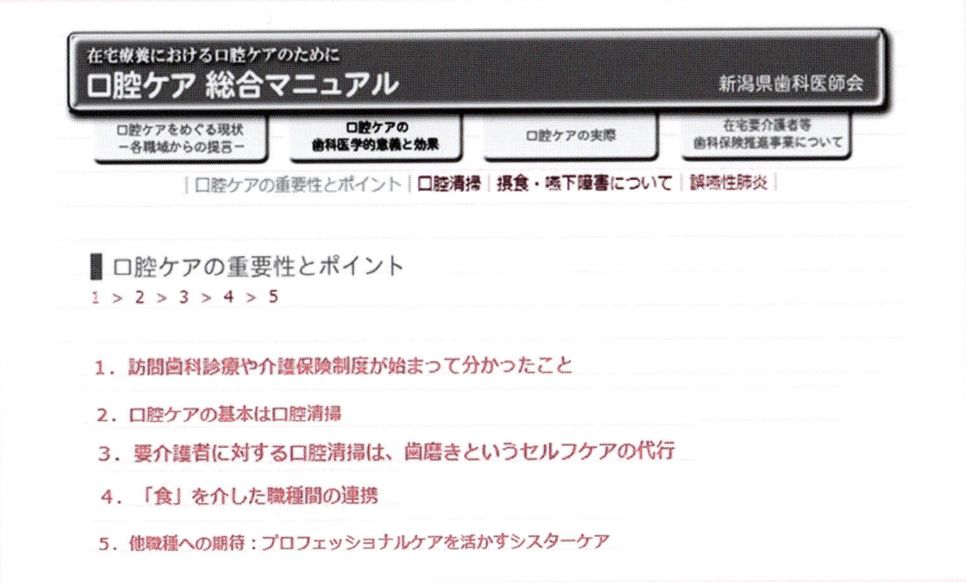

図70
　新潟県歯科医師会が在宅事業のために，「口腔ケア総合マニュアル」を製作してHPに掲載している（https：//www.dent.niigata-u.ac.jp/oral-care/manual/index.html）．
　そのなかに「口腔ケアの重要性とポイント」について5項目にわたり記されており，これから訪問診療を行う方や，他職種連携して活動されている方々には参考になる事項が記されている．

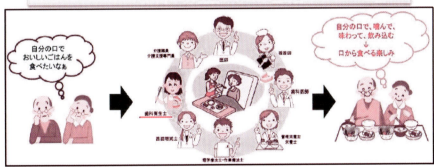

図71　2015（平成27）年の「介護保険法の改正」により「摂食嚥下機能」支援の充実が図られる（厚生労働省）
　2015（平成27）年度の介護報酬改定のなかには，「地域包括ケアシステム」の構築を実現していくために種々のサービスの充実に向けた報酬基準が見直されているとともに，図のように施設入所者が「口から食べる楽しみ」を得られることを目指して，多職種による支援の充実をはかる施策が盛り込まれている．

1) 治療にあたる部分は「健康保険」の適用

　外来の初診・再診にあたる歯科訪問診療料，義歯の作製・歯周病の検査・歯石除去などの治療は，健康保険が適用されて治療が進行する．

2) 口腔ケアおよび指導は適用保険が異なる

　歯科衛生士が訪問して療養上の指導として行う口腔ケアは，医療保険制度（訪問歯科衛生指導）と介護保険制度（居宅療養管理指導）のそれぞれのなかで行うことになる．しかし，要介護認定を受けている者は介護保険が医療保険に優先して適用されることになっている．すなわち，自宅・グループホーム・有料老人ホームサービス付き高齢者向け住宅などに住み，要介護の認定を受けている者が口腔ケアおよび指導を受ける場合は，介護保険が適用されて，歯科医師の医学的管理，歯科衛生士による口腔ケア・実地指導が介護保険の適用となり，居宅療養管理指導が受けられる設計となっている．

　一方，病院・特別養護老人ホーム・老人保健施設に入所している者の場合は，口腔ケアも健康保険の適用となる．これらの施設は介護保険のサービスが利用できる「居宅」扱いとはならないため，介護保険は適用されないからである．

Chapter IV 咀嚼機能を生かす欠損補綴が必須!!

認知症の発症後には補綴処置が困難なことは前述した．我々ヒトの咀嚼運動の様相からみると，歯が欠損したらすぐに補綴処置を受けて常に両側の歯列を使用した咀嚼が行えるようにしておくことは，介護予防の観点からも必須の事項となる．

 ヒトの咀嚼特性に合致した治療を！

1）ヒトの咀嚼は両側歯列を交互に使用する

食物を口腔内に摂取してから咀嚼して嚥下に至る過程において，ヒトは決して一側の歯列のみで咀嚼するのではなく，左右側の歯列を交互に使用しながら咀嚼し，食塊形成を行い，嚥下に至っている[11]．その様相は模式化して図10，72に示している．この咀嚼様式により，食片は上手に嚥下されて，口腔内に残留しなくなる．

しかし片側咀嚼では，粉砕食物は咬合面から頰側に滑り落ちて口腔前庭に貯留してしまい，食塊形成も嚥下もできない[11]．片側咀嚼は口腔前庭に粉砕食物が溜まるだけでなく，口腔の健康保持にとって種々の不都合な現象が生じてくる．口腔細菌の繁殖の危険が増大する．これが歯頸部う蝕の原因となり，さらには誤嚥性肺炎の発症危険因子の増大につながってしまう．

高齢者の誤嚥性肺炎を予防するためにも，ヒトの咀嚼行動を理解して，左右両側歯列を使用して常に咀嚼できるように，片側咀嚼を回避できるように欠損部位の補綴修復を速やかに行うことは重要である．

2）欠損の放置は片側咀嚼の原因

歯列に部分的な欠損が存在すると，咬合の崩壊が発生してくる．下顎第一大臼歯が欠損したまま放置された症例（p.23，図18参照）を考えてみると，欠損部の遠心側にある第二大臼歯は近心傾斜し，欠損部に対合する上顎大臼歯は挺出して，歯列の咬合平面の連続性が失われている．このように咬合が崩壊してくると滑走運動時に咬頭干渉が生じ，咀嚼機能に障害が生じてくる．

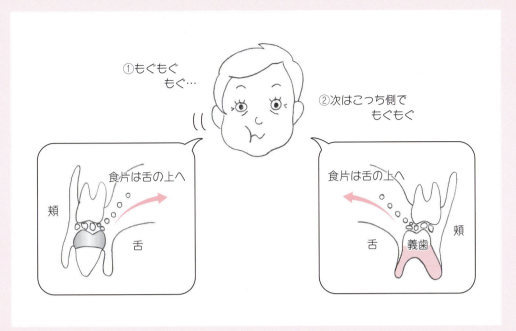

図72
咀嚼機能は，左右の歯列を交互に使用しながら食物を粉砕して舌背上に移送し，そこで嚥下可能な形態に食塊形成して，その後，嚥下に至る．

　このような口腔内状態では，欠損側で咀嚼がうまく行えないことから，反対側の歯列のみで咀嚼する片側咀嚼者となってしまう．
　前項に記したような口腔内の非衛生状態を回避するために，ヒトが本来持っている自由咀嚼の機能を常に維持して，咬合の崩壊を生まないようにしたい．
　咬合崩壊症例に行う補綴処置の原則は，**図18**のような症例であれば，凹凸の激しい大臼歯の咬合面を削除して，咬合平面の連続性を確保してから，ブリッジ補綴を行うべきである．挺出歯を修正することなくブリッジの補綴処置を行うと，咬合平面は大きく弯曲し，咀嚼時の下顎の滑走運動時に咬頭干渉を引き起こす重大な危険性が生じてくる．

3) 可能な限り歯根膜負担性の補綴処置

　高齢者の栄養摂取能力を確保するためには，歯の喪失後の補綴処置について次の事項を守っていく必要がある．

① 歯根膜支持Cr-Brは咬合力の加齢変化が少ない

高齢者の大臼歯部における最大咬合力は，図26に示すとおり20歳代青年と遜色ない値を示しており，歯根膜負担性のCr-Brでは咬合力に加齢変化はほとんど存在しない．一方，顎堤に支持される床義歯では発揮できる最大咬合力は1/3に低下してしまう．

この知見から，高齢者における咬合回復処置は可能な限り歯根膜負担性の補綴処置に頼ることが，サルコペニア・フレイルの防止に大きく寄与することになる．

このような観点で行うべき可撤性の補綴処置については，（第1部「Ⅳ 歯根膜が支える咀嚼筋機能」の「4．高齢者に必要な歯周組織の特徴を生かした補綴装置」，p.46以降）を参照されたい．

② 残存する支台歯の十分な保護

口腔内の残存歯が咀嚼機能を果たせるように，特に補綴装置の支台歯について，十分なケア・メインテナンスを行うことが必要である．

口腔内でプラークが滞留・付着する因子であるプラークリテンションファクター，すなわち修復・補綴物と支台歯との歯頸部境界部や歯周ポケットの存在については，十分な配慮が必要である（p.40以降を参照）．

2 ― 片側遊離端義歯の大きな機能

片側の歯が歯周病などで欠損すると，反対側だけで噛む「片側咀嚼」が生じてくる．片側咀嚼をすると，粉砕した食物の口腔内への移送がうまく行かず，歯と頰の間に溜って細菌の繁殖原因になることは前述した．

1）噛めない義歯は装飾品？

欠損した場所に義歯を装着して，両側で咀嚼ができるようになると良いが，可撤式の小さな義歯では噛み切りにくいと使用しない患者さんがいる．

洋服のポケットに入れたままの「ポケット・デンチャー（義歯）」や「タンスの肥やし」として保存されていたり，あるいは「歯科医に行くときだけ装着する義歯」などになっているのではないか？

片側遊離端義歯は対側の健常歯と比較して噛み難いことから，装着する効果が小さいともいわれている．しかし，ピーナッツを試料とした咀嚼試験法を用いて

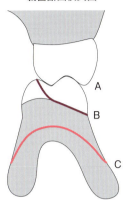 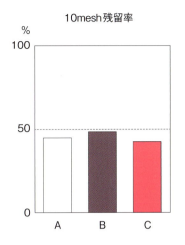 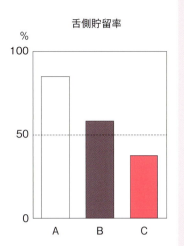

図73　片側遊離端義歯の装着が示す咀嚼機能の向上（金田ほか，1999.[14]）

　下顎の片側遊離端義歯を装着する被検者に対して，下図左の大臼歯部前頭断面のように
　A：義歯を装着した正常な状態，　　B：舌側咬頭をわずかに残した義歯の装着
　C：人工歯を削除し，床のみの義歯を装着
　上記3条件の義歯を順次口腔内に装着して，ピーナッツ粒子に対する咀嚼効果を測定した（右図）．その結果，10mesh篩上に残留する粉砕粒子の量には義歯装着による差がなく（中図），義歯の状態は食物粉砕度に影響しないことが示された．
　一方，粉砕粒子を舌側へ移送する能力を示す粉砕粒子の舌側貯留率は，条件C＜B＜Aの順に高くなり（右図），遊離端義歯装着により口腔内空間が頬・舌側に分断されることが，粉砕食物の口腔内移送に効果を示すことが明らかとなった．
　片側遊離端義歯を装着しないと（右図C），粉砕された食物は舌側の固有口腔内に移送されず，口腔前庭部に貯まってしまう．嚥下不可能となり口腔内に残留した食物は，口腔内細菌が増加し非衛生状態の原因となってしまう．

みると，次項に記すように，粉砕食物の嚥下機能に対して大きな効果をもっていることが明らかとなっている[14]．

 2）義歯による咀嚼実験

　下顎の片側遊離端義歯を使用している被検者に対して，**図73左**のように
　A：義歯を装着した正常な状態，および
　B：舌側咬頭をわずかに残した義歯の装着
　C：人工歯を削除し，床のみの義歯を装着
の3条件で咀嚼効果を測定している[14]．
　その結果をみると，粉砕食品の粒子の大きさを測定した結果は3条件のどれでも大差ない（**図73中図**）．この結果から推測すると，装着した遊離端義歯はピーナッツの粉砕には貢献しておらず，反対側の健常歯により粉砕が行われているこ

とが想像される結果を示している．

　しかし，粉砕された粒子の舌側貯留率は，義歯形態のC＜B＜Aの順に高くなっている（**図73右図**）．すなわち，装着した義歯の形態により口腔内空間が頬・舌側に分断される度合が高まるに従って，粉砕粒子の舌側への貯留は増加している．

　この実験結果から，片側遊離端義歯の装着は食物の粉砕にはあまり寄与しないものの，粉砕粒子を舌側へ移送する機能については，有効に働いていることを教えてくれている．

3）片側遊離端義歯の素晴らしい機能

　前項の咀嚼実験から，**図74左下図**に示すように，義歯を装着しないと残存歯により粉砕咀嚼された食物が，遊離端欠損部から口腔前庭に流れ込み貯留してしまうことが明らかとなってきた．

　これに対して遊離端義歯の装着によって，口腔前庭と歯列の舌側空間とが分断され，固有口腔という空間が確立されてくる（**図74右下図**）．これにより粉砕された食物が口腔前庭部に残留することなく，舌側へ移送される機能を高めることに有利に働いていることがわかってきた（**図74**）．

　咀嚼過程で粉砕された食物が舌上に移送されることは，その食物を滑らかに嚥下できることを意味している．

　粉砕した食品に対する嚥下機能が確保できることは，高齢者において危険性が指摘されている誤嚥性の肺炎の発生を防止するうえで，非常に重要なことである．この点からも，片側遊離端義歯を装着する大きな意義が存在している．

　上記のように小さな欠損であっても，咀嚼機能に影響は与えないだろうとそのまま放置することは好ましくない．可能な限り，両側歯列がそろった形態を保ち，咀嚼・嚥下機能の回復を目指すことが，介護予防の第一歩であることを教えてくれている．

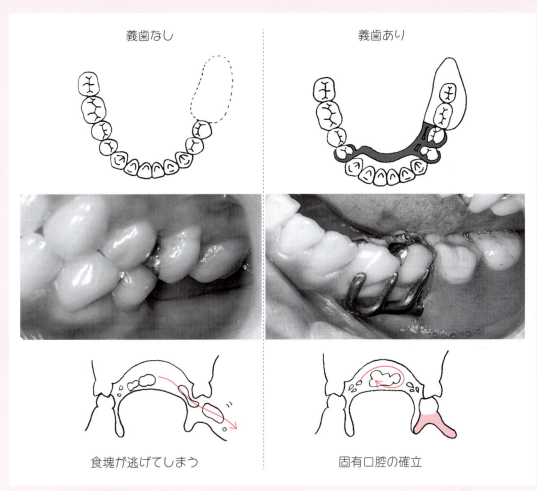

図74　片側遊離端義歯の装着がみせる口腔内での機能状態
　遊離端義歯の装着によって，口腔前庭と歯列の舌側空間とが分断され，固有口腔という空間が確立されて，粉砕された食物が口腔前庭部に残留することなく，舌側へ移送される機能が高くなっている．

Chapter V 認知症と口腔ケア

1 — 認知症と口腔の状態

多くの臨床報告によって，認知症患者の口腔内は不良であることが示されている．すなわち，認知症患者は健康な者よりう蝕が多く，加えて喪失歯，歯周病も多く，義歯が不安定で，歯および義歯の清掃状態が不良である．

このような口腔状態については，これまで通例では，認知症になった結果として口腔内が不良になったという理解がなされてきた．しかし近年では，口腔内の状態がその後の認知症発症や認知機能低下に関連するという報告がなされるようになってきているので，ここでまとめてみたい．

1）口腔衛生状態と認知症

口腔衛生と認知症発症との関連を検討したコホート研究がある．

米国民5,468人（年齢の中央値81歳）を18年間追跡した報告によると，1日に3回歯磨きをする女性を基準とすると，毎日はしない者はハザード比が1.65（1.05～2.62）と有意に高かったという[69]．この結果は，年齢，喫煙状態，飲酒習慣，運動習慣，BMI，高血圧等の疾患の有無，認知症の家族歴等の要因を調整しても有意だったと報告している．

また，看護師や介助者が食後に歯ブラシで口腔内を清掃し，週1回歯科医師または歯科衛生士が歯垢や歯石の除去を行った施設入所の認知症患者（90人）は，これらの介入を行わなかった群（99人）に比較して，認知機能検査による評価で認知機能の低下が抑制されたと報告[70]している．

2）残存歯が少ないと認知症リスクは高く，義歯使用で低下する

65歳以上で要介護認定を受けていない約4,400人を対象として，咬合状態と認知機能の変化について4年間の追跡調査をした貴重な報告がある[71]．その結果によると，残存歯数が20本以上ある人と比べて，歯がほとんど無く義歯も入れていない人は，認知症発症のリスクは1.85倍に増加していた（図75）．

また，よく噛んで何でも食べることができる人に対して，あまり噛めない人の認知症リスクは，1.25倍と高くなっている[72]．

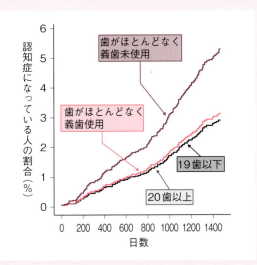

図75 残存歯が少ないと認知症リスクは高く，義歯使用で低下する（山本，2012.[71,72]）

介護認定を受けていない65歳以上の4,400人を対象として，咬合状態と認知機能の変化を4年間の追跡調査した．
その結果，残存歯数が20本以上ある人と比べて，歯がほとんどなく義歯も入れていない人は，認知症発症のリスクは1.85倍に増加していた．また，よく噛んで何でも食べることができる人に対して，あまり噛めない人の認知症リスクは，1.25倍と高くなっていた．

さらに，ほとんど歯がなくても義歯を使用している人は，残存歯が20本以上ある人と比較して，認知症の発症リスクに差が無かったと報告しており，咬合支持の存在によって咀嚼行動が行えることが，認知症発症のリスクを低下させることを教えてくれている．

この報告は，咀嚼行動により脳は刺激されることを間接的に示唆するものといえよう．

歯を失い，義歯を使用していない場合，歯が20歯以上残っている人や歯がほとんどなくても義歯によりかみ合わせが回復している人と比較して，認知症の発症リスクが最大1.9倍になるということを示している[72]．

3）認知症と口腔機能状態との関係

前述したように，歯周病は歯の喪失の大きな原因であるとともに，慢性炎症であることから，様々な物質が血液を介して全身の臓器への影響する可能性が指摘されている[73]．このために歯周病から認知症発症・認知機能低下への経路が考えられている．

また，歯の喪失によって咀嚼能力が低下し，噛むことによる脳への刺激が少なくなると，脳の認知領域の退行性変化が起こる可能性が指摘されている[74]．さらに，咀嚼能力の低下によって生野菜等の摂取が減り，ビタミン等の栄養不足が起こると推測されている[75]．このようなビタミン等の栄養不足は認知症発症の

リスク因子であることから，栄養状態にも注目が集まってきている．

 認知症と歯科治療

 1）認知症における歯科疾患の特徴

① 高い歯科疾患の罹患リスク

中等度の認知症高齢者は認知症のない高齢者と比較して，専門的口腔ケア，う蝕治療，歯周治療の必要性が，それぞれ，2.5倍，5.5倍，15.9倍高いとの報告がある[76]．つまり中等度の認知症で残存歯が多い症例では，セルフケアのみでは十分な口腔衛生状態が得にくいことから，歯科疾患の罹患リスクが高いと考えられる．

また，理解力が高いレベルを保っている軽度の認知症患者においても，自発性が低下していることから，手指の巧緻性の低下などにより口腔のセルフケアが不十分になり，歯周病や歯頸部う蝕の多発進行が生じてくる，と報告されている[77]．

② 低下する咀嚼機能の危険性

認知症を発症すると，重度になるほど咀嚼機能低下がみられ，咀嚼可能な食品数も減少してくる．また，義歯使用が困難となることが多く，そのために咀嚼に関与する残存歯数と補綴歯数の和，すなわち歯数それ自体が減少してくる．加えて咬合支持が失われることにより咀嚼機能の低下が生じるリスクが高まってくる．

この状態が進行すると，筋機能の低下や咀嚼機能の低下により咀嚼可能食品は制限されて栄養状態が悪化して，フレイル・サルコペニアさらには要介護状態へと進んでいく危険性が非常に高くなってくる．

このような病態の悪化を事前に防ぐために，何としても咀嚼機能の低下を予防すべく，咀嚼可能な咬合の維持に責任を持つ歯科関係者は，認識を再確認したいものである．

 2）咬合支持の確保が認知症発症のリスクを下げる

① 高齢者4,400人を4年間追跡調査

65歳以上で要介護認定を受けていない約4,400人を対象として，咬合状態と認知機能の変化について4年間の追跡調査をした報告[72,73]はp.109に述べた．

残存歯数が多く，欠損部に義歯装着していると，認知症リスクは低下するという報告であった（図75）．

ほとんど歯がなくても義歯を使用している人は，残存歯が20本以上ある人と比較して，認知症の発症リスクに差がなかったとも報告しており，咬合支持の存在によって咀嚼行動が行えることが，認知症発症のリスクを低下させることを教えてくれている．

この報告は，咀嚼行動により脳は刺激されることを間接的に示唆するものといえよう．

② 残存歯の減少と義歯の不良が健康状態を悪化させる

1998～1999年の6年間実施した北九州市の特養，老人ホーム，軽費老人ホームなどの高齢者施設を対象としたコホート研究を行い，咀嚼機能の破壊が寝たきりとなる危険度を高めることを報告している[78]．

その結果は図76に示すように，残存歯数が減少するにしたがい，また装着している義歯の状態が不良あるいは装着していなければ，その高齢者の身体的健康状態が悪化する危険度が高まってくることを示している．

すなわち，残存歯が少なく，義歯の状態が悪い高齢者は身体的健康状態が悪化することを，施設入所の高齢者を6年間追跡したコホート調査によって明確に示している．

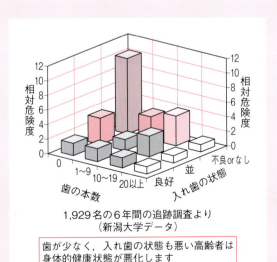

1,929名の6年間の追跡調査より
（新潟大学データ）

歯が少なく，入れ歯の状態も悪い高齢者は身体的健康状態が悪化します

図76 残存歯の減少と義歯の不良が健康状態を悪化させる（Shimazaki, et al., 2001.[78]）

高齢者施設の1,929名を対象とし6年間の追跡調査をした結果，残存歯数が減少するにしたがい，また装着している義歯の状態が不良あるいは装着していないと，高齢者の身体的健康状態が悪化する危険度が高まってくる．

③ 咬合力の維持が認知機能の低下を防ぐ

最大咬合力と認知機能との関連について検討した最近の横断研究[79]によると，これまで認知機能と関連するとされていた，性別，教育年数，握力，年齢，経済状況を調整したうえでも，咬合力は認知機能低下と有意な関連がみられたという．

その一方で，歯数は認知機能と有意な関連がみられず，高齢者が認知機能を維持するためには，歯の数よりむしろ咀嚼機能のほうがより重要であるとする結果を報告している．

この研究は，口腔内にいかに多くの残存歯が存在していても，対合歯と咬合して咀嚼機能と関連していないと，認知機能の維持に貢献することは困難であることを教えてくれている．

3) 義歯による咬合回復は認知症の前に

① 発症による口腔環境の悪化

認知症が発症すると，それまでは問題なく行っていた義歯の着脱や清掃などが困難となってくる．それとともに，支台歯の周囲を含めて口腔内が不潔になり，やがては義歯の使用そのものが困難となって，義歯の誤飲誤嚥などの事故の危険が高まる．

それでも介護者の助けによる口腔ケアが行われていれば，それまで装着していた義歯の使用により咀嚼行動は可能となってくる．

「口腔機能が十分に保たれている間は，ある程度の義歯床粘膜面の不適合や咬合の不調和は口腔機能の予備力にカバーされてしまうため，義歯の質に起因する問題が顕在化しにくいといえる．これこそがPoorな義歯が多くなる原因の本質であり，またフレイル予防にも通ずる歯科的対応の余地である」[80]という論調がある．今の歯科臨床の実態の一面を鋭く指摘しているといえよう．

② 発症後の補綴処置は困難

一方，認知症の発症後に新たな義歯の製作・装着はほとんど不可能である．新規の義歯などの新たな口腔環境への適応が困難なことによる．

当然なことであるが，口腔機能障害が惹起された後に，新たに高い精度での義歯治療を行うよりも，その前の通院可能な段階で，余裕をもって精度の高い治療を施すほうがはるかに容易である．

認知症高齢者でも義歯の装着により栄養摂取が可能になり，義歯の未装着が栄

養状態低下につながることを考えると，認知症の発症する以前から日頃の口腔ケアを欠かさず，歯の欠損が生じたらすぐに補綴処置を施し，ヒトの咀嚼行動の特徴である両側の歯列を使用した咀嚼が常に行えるように，歯科治療計画を立案する必要がある．

③ 床義歯でなく，歯根膜を利用した補綴処置の必要性

口腔機能，特に咀嚼機能を高いレベルで維持するためには，固定性ブリッジあるいは可撤性ブリッジであれ，歯根膜に支持された補綴処置を求めたくなることは先に記した．（詳細は，p.36以降の項目を参照）

さらに，補綴装置を装着した後の口腔ケアを考えると，可撤性の装置は要介護状態の患者さんと介護者には取り扱いが困難なことがあろう．

このようなことを考え合わせると，固定性補綴装置が望ましいことになろう．しかし，装置装着後の口腔ケア方法については，介護者の方々への指導・教育が不可欠となる．

④ 訪問診療と義歯のメインテナンス

認知症の発症により，自発的な清潔行動が欠落してくることがよく知られている．口腔内も衛生状態は悪化し，健常者よりう蝕や歯周病の罹患リスクが高い．軽度な認知症患者さんにおいても，自発的な行動力や手指の巧緻性の低下などが存在するようになり，口腔のセルフケアが不十分になる危険性が高まる．

特に，この時期では種々の咬合処置には困難が伴うようになるので，ここに至る前に，下記の事項に留意していきたい．

- このような状態で，新たな補綴処置（義歯製作と装着）はほとんど不可能
- 発症前に補綴をして，咀嚼機能を回復しておく
- 発症後は，メインテナンスのみにしたい

文　献

1) Carl Zimmer（©2016 The New York Times）：ヒトは何歳まで生きられるのか．朝日新聞2016-12-16 邦訳掲載．
2) 内閣府：平成27年版高齢社会白書（3．高齢者）．
3) 公益財団法人長寿科学振興財団：100歳以上の高齢者の長生きの秘訣．https://www.tyojyu.or.jp/net/kenkou-tyoju/rouka/himitsu.html（2017-10-16アクセス）
4) 飯島勝矢：虚弱・サルコペニア予防における医科歯科連携の重要性〜新概念『オーラル・フレイル』から高齢者の食力の維持・向上を目指す〜．日補綴会誌，7：92-101，2015．
5) Jüde, HD, Kühl W, Rossbach A：Einführung in die zahnärztliche Prothetik. Deutcher Ärzte verlag, 14, 1979.
6) 寺本信嗣：誤嚥性肺炎の予防と治療—PEGは誤嚥性肺炎を予防できるか．日呼吸ケアリハ会誌，22(2)：231-235，2012．
7) 第4回 歯科医師の資質向上等に関する検討会資料3（平成29年5月22日）．
http://www.mhlw.go.jp/file/05-Shingikai-10801000-Iseikyoku-Soumuka/0000165542.pdf（2018-3-25 アクセス）
8) 地域包括ケアシステム（厚生労働省）．http://www.mhlw.go.jp/stf/seisakunitsuite/bunya/hukushi_kaigo/kaigo_koureisha/chiiki-houkatsu/（2018-3-25アクセス）
9) 平成28年歯科疾患実態調査（新潟県実施）．http://www.pref.niigata.lg.jp/kenko/1356812238369.html（2018-3-25アクセス）
10) 厚生労働省：平成28年歯科疾患実態調査結果．http://www.mhlw.go.jp/toukei/list/dl/62-28-02.pdf（2017-10-16アクセス）
11) 河野正司：咀嚼機能を支える臨床咬合論—欠損補綴とインプラントのために—．医歯薬出版，東京，1-229，2010．
12) 渡部厚史：側方滑走運動による上下顎大臼歯間の接触間隙の変化．補綴誌，39：517-529，1995．
13) 本間和代，河野正司，本間　済，櫻井直樹：自由咀嚼と片側咀嚼の機能的差異の検討．補綴誌，49：459-468，2005．
14) 金田　恒，土田幸弘，河野正司：咀嚼における片側遊離端義歯装着の意義．補綴誌，43：592-601，1999．
15) Fukai K, Takiguchi T, Ando Y, Aoyama H, Miyakawa Y, Ito G, Inoue M, Sasaki H：Functional tooth number and 15-year mortality in a cohort of community-residing older people. Geriatr Gerontol Int, 7：341-347, 2007.
16) Fukai K, Takiguchi T, Ando Y, Aoyama H, Miyakawa Y, Ito G, Inoue M, Sasaki H：Mortality rates of community-residing adults with and without Dentures. Geriatr Gerontol Int, 8：152-159, 2008.
17) Hayasaka K, Tomata Y, Aida J, Watanabe T, Kakizaki M, Tsuji I：Tooth loss and mortality in elderly Japanese adults：effect of oral care. J Am Geriatr Soc, 61(5)：815-820, 2013. doi：10. 1111/jgs. 12225. Epub 2013 Apr 16.
18) Ando A, Tanno K, Ohsawa M, Onoda T, Sakata K, Tanaka F, Makita S, Nakamura M, Omama S, Ogasawara K, Ishibashi Y, Kuribayashi T, Koyama T, Itai K, Ogawa A, Okayama A：Associations of number of teeth with risks for all-cause mortality and cause-specific mortality in middle-aged and elderly men in the northern part of Japan：the Iwate-KENCO study. Community Dent Oral Epidemiol, 42(4)：358-365, 2014.
19) 野首文公子，吉牟田陽子，野首孝祠，他：一般歯科医院における義歯装着者の咀嚼能率に影響を及ぼす要因．日咀嚼会誌，20(1)：18-25，2010．
20) 中島美穂子，沖本公繪，松尾浩一，寺田善博：高齢者における咀嚼能力についての研究—有歯顎者と義歯使用者との比較—．日補綴会誌，47：779-786，2003．
21) 河野正司，金田　恒：補綴臨床テクニカルノート　床義歯編．医歯薬出版，東京，1-101，2015．

22) 池邉一典：咬合・咀嚼は健康長寿にどのように貢献しているのか─文献レビューを中心に─．日補綴会誌，4：388-396, 2012.
23) Wakai K, Naito M, Naito T, Kojima M, Nakagaki H, Umemura O, et al.：Tooth loss and intakes of nutrients and foods：a nationwide survey of Japanese dentists. Community DentOral Epidemiol, 38：43-49, 2010.
24) Oesterberg T, Dey DK, Sundh V, Carlsson GE, Jansson JO, Mellstrom D：Edentulism associated with obesity：a study of four national surveys of 16 416 Swedes aged 55-84 years. Acta Odontol Scand, 68：360-367, 2010.
25) 安藤雄一，相田　潤，森田　学，青山　旬，増井峰夫：永久歯の抜歯原因調査報告書．8020推進財団, 2005.
26) 健康長寿ネット（厚労省）：「長寿＞老化＞運動系の老化」．https://www.tyojyu.or.jp/net/kenkou-tyoju/rouka/undoukei-rouka.html（2017-5-12アクセス）
27) 明治安田厚生事業団 HP資料：年齢・性別 脚伸展筋力の基準値より．http://www.myzaidan.or.jp/wellness/program/pdf/measurement02.pdf（2017-5-12アクセス）
28) 岩舩素子，五十嵐直子，河野正司，清田義和，蔗原明弘，宮崎秀夫：義歯の装着と咬合力および噛める食品との関係．新潟歯会誌，34(2)：49-54, 2004.
29) 山本為之：総義歯臼歯部人工歯の排列について（その2）─特に反対咬合について─．補綴臨床，5：395-400, 1972.
30) 厚生労働省：平成27年国民健康・栄養調査報告．http://www.mhlw.go.jp/stf/houdou/0000142359.html（2017-11-13アクセス）
31) KH Körber著，田端恒雄，河野正司，福島俊士訳：ケルバーの補綴学　第1巻，クインテッセンス出版，東京，1-376, 1982.
32) 岡田大蔵：噛みしめ強さの違いによる歯の変位と咬合接触─咬頭嵌合位─．補綴誌，42：1013-1023, 1998.
33) Ney T, Mühlbradt L：Das Intrusionsverhaeten implantat- und zahngestützter Brückenkonstruktionen, Dtsch Zahnärztl Z, 42：944-948, 1987.
34) 石原寿郎：篩分法による咀嚼能率の研究．口病誌，22：207-255, 1955.
35) 日本歯周病学会編：歯周病の診断と治療の指針2015．http://www.perio.jp/publication/upload_file/guideline_perio_plan2015.pdf（2018-1-31アクセス）
36) Jan A, De Boever, Anne Marie De Boever：Occlusion and periodontal health. Occlusion and clinical practice, An evidence based approach, Wright Publishing, London, 2004.
37) Körber KH：Zahnärztliche Prothetik. 4. vollständig überarbeitete Auflage, 354, Thieme, 1995.
38) http://m-dc.info/archives/blog/1263-2/（2018/03/05アクセス）
http://www.ipsg.ne.jp/non-clasp-denture-qa/（2018/03/05アクセス）
39) Al-Omiri MK, Sghaireen MG, Alhijawi MM, Alzoubi IA, Lynch CD, Lynch E：Maximum bite force following unilateral implant-supported prosthetic treatment：within-subject comparison to opposite dentate side, J Oral Rehabil, 41：624-629, 2014.
40) 「親知らず細胞で歯周病治療　東京女子医大が成功」．2015/3/17付日本経済新聞電子版.
41) 歯根膜グループ：東京女子医大先端生命医科学研究所細胞シートティッシュエンジニアリングセンター．http://www.twmu.ac.jp/ABMES/CSTEC/ja/csperio（2018/04/15アクセス）
42) Washio K, Ishikawa l, Yano K, Iwasaki K, Tumanuma Y：Innovative Potential of Periodontal Ligament Cell Sheet Engineering in Functlonal Implant Therapy. Innovations TIssue Eng Regen Med, 1(2)：lTERM 000507, 2018.
43) 鷲尾　薫，貝淵信之，岡本俊宏，石川　烈：イヌ歯根膜細胞シート付着型インプラントを用いた歯周組織再生誘導．第47回日本口腔インプラント学会・学術大会抄録集，日口腔インプラント誌，30：358, 2017.
44) Washio K, Tsutsumi Y, Tsumanuma Y, Yano K, Srithanyarat SS, Takagi R, Ichinose S, Meinzer W,

Yamato M, Okano T, Hanawa T, Ishikawa T : In Vivo Periodontium Formation Around Titanium Implants Using Periodontal Ligament Cell Sheet. Tissue Eng Part A., 24 (15-16) : 1273-1282, 2018.

45) 河野正司, 大石忠雄：Cr-Br咬合のルーツ～Gnathologyと対峙した石原咬合論・顆頭安定位と全運動軸～. 医歯薬出版, 東京, 1-133, 2013.
46) 石原寿郎：鋳造冠. 而至化学工業株式会社, 東京, 1-101, 1959.
47) 健康高齢者の口腔ケア：e-ヘルスネット, https://www.e-healthnet.mhlw.go.jp/information/teeth/h-08-004.html（2018/06/09アクセス）
48) 口腔ケアとは—8020推進財団　https://www.8020zaidan.or.jp/magazine/start_care01.html（2018/06/06アクセス）
49) 長谷川成男：クラウンのマージンに関する一考察. 口病誌, 373-380, 1995.
50) 葛谷雅文：老年医学におけるSarcopenia & Frailtyの重要性. 日老医誌, 46 (4) : 279-285, 2009.
51) 介護予防マニュアル改訂委員会：介護予防マニュアル改訂版(平成24年3月). 平成23年度老人保健事業推進費等補助金(老人保健健康増進等事業分), 介護予防事業の指針策定に係る調査研究事業, 2012年.
52) 菊谷　武, 他：介護老人福祉施設における利用者の口腔機能が栄養改善に与える影響. 日老医誌, 41 (4) : 396-401, 2004.
53) Paganini-Hill A, White SC, Atchison KA : Dental health behaviors, dentition, and mortality in the elderly : the leisure world cohort study. J Aging Res, 2011.
54) Hayasaka K, Tomata Y, Aida J, Watanabe T, Kakizaki M, Tsuji I : Tooth loss and mortality in elderly Japanese adults : effect of oral care. J. Am. Geriatr. Soc, 61 : 815-820, 2013.
55) 下方浩史, 安藤富士子：日常生活機能と骨格筋量, 筋力との関連. 日老医誌, 49 : 195-198, 2012.
56) 新田国夫監修, 飯島勝矢, 戸原　玄, 矢沢雅人編著：老いることの意味を問い直す. クリエイツかもがわ, 京都, 34-36, 42-44, 2016.
57) 熊野陽人, 小西康仁, 遠藤慎也, 宮崎彰吾, 位高駿夫, 小泉　綾：片脚立ち上がり運動と体力テスト得点の関係. 湘北紀要, 38 : 107-112, 2017.
58) 山田陽介, 山縣恵美, 木村みさか：フレイルティ＆サルコペニアと介護予防. 京府医大誌, 121 (10) : 535-547, 2012.
59) González AB, et al. : Body-Mass Index and Mortality among 1.46 Million White Adults. N Engl Med, 363 (23) : 2211-2219, 2010.
60) 秋山弘子：長寿時代の科学と社会の構想. 科学 (1) : 59-64, 2010.
61) 厚生労働省政策統括官：平成29年我が国の人口動態—平成27年までの動向—. 2017.
62) Yoneyama T, Yoshida M, Matsui T, et al. : Oral care and pneumonia. Lancet, 354 : 515, 1999.
63) 米山武義, 吉田光由, 佐々木　英, 橋本賢二, 三宅洋一郎, 向井美恵, 波辺　誠, 赤川安正：要介護高齢者に対する口腔衛生の誤嚥性肺炎予防効果に関する研究. 日歯医会誌, 20 : 58-58, 2001.
64) 河野正司：情報ネットワークを活用した行政・歯科医療機関・病院等の連携による要介護者口腔保健医療ケアシステムの開発に関する研究(総括研究報告書). 平成15(2003)年度厚生労働科学研究費補助金総合的プロジェクト研究分野長寿科学総合研究. (200300205A)
65) 伊藤加代子, 大内章嗣, 石上和男, 野村修一, 河野正司：要介護者口腔保健医療ケアシステムの開発第1報　要介護者の口腔に関する実態調査. 老年歯学, 18 (3) : 279, 2003.
66) 厚生労働省：平成28年国民生活基礎調査の概況. http://www.mhlw.go.jp/toukei/saikin/hw/k-tyosa/k-tyosa16/index.html（2017-10-16アクセス）
67) 公益社団法人日本歯科衛生士会監修：在宅療養者の口腔ケア実践マニュアル. 2-34, 2016.
68) 新潟市：平成30年度版・新潟市介護保険サービスガイド, 1-159, 2018.
69) Paganini-Hill A, White SC, Atchison KA : Dentition, dental health habits, and dementia : the Leisure World Cohort Study. J Am Geriatr Soc, 60 : 1556-1563, 2012.
70) Kikutani T, Yoneyama T, Nishiwaki K, Tamura F, Yoshida M, Sasaki H : Effect of oral care on cognitive function in patients with dementia. Geriatr Gerontol Int, 10 : 327-328, 2010.
71) Yamamoto T, Kondo K, Hirai H, Nakade M, Aida J, Hirata Y : Association between self-reported

dental health status and onset of dementia : a 4-year prospective cohort study of older Japanese adults from the Aichi Gerontological Evaluation Study (AGES), Project Psychosomatic Medicine, 74 : 241-248, 2012.
72) 山本龍生：歯の健康と認知症．社会保険旬報, 2503, 26-27, 2012.
73) Pihlstrom BL, Michalowicz BS, Johnson NW : Periodontal diseases. Lancet, 366 : 1809-1820, 2005.
74) Ono Y, Yamamoto T, Kubo KY, Onozuka M : Occlusion and brain function : mastication as a prevention of cognitive dysfunction. J Oral Rehabil, 37 : 624-640, 2010.
75) Wakai K, Naito M, Naito T, Kojima M, Nakagaki H, Umemura O, Yokota M, Hanada N, Kawamura T : Tooth loss and intakes of nutrients and foods : a nationwide survey of Japanese dentists. Community, Dent Oral Epidemiol, 38 : 43-49, 2010.
76) 日本老年歯科医学会：認知症患者の歯科的対応および歯科医療の在り方　学会の立場表明2015.
77) 平野浩彦：要介護高齢者等の口腔機能および口腔の健康状態の改善ならびに食生活の質の向上に関する研究（H25長寿－一般-005）報告書．平成25年度厚生労働科学研究費補助金（長寿科学研究開発事業）研究.
78) Shimazaki Y, Soh I, Saito T, Yalnashita Y, Koga T, Miyazaki H, Takehara T : Inttuence of Dentition Status on Physical Disability, Mental lmpairment, and Mortality in lnstitutionalized Elderly People. J Dent Res, 80(1) : 340-345, 2001.
79) Takeshita H, lkebe K, Gondo Y, lnagaki H, Masui Y, Inomata C, et al. : Association of Occlusal Force with Cognition in lndependent older Japanese People. JDR Clinical & Translational Research, 1 : 69-76, 2016.
80) 古屋純一：高齢者の口腔機能管理と摂食廉下リハビリテーション．日病誌, 83(2)：69-73, 2016.

索引

あ
圧搾空間 …………………… 16, 19, 21

い
維持腕 ………………………… 48, 49
医療保険 ………………………… 98
胃瘻 ……………………………… 6
インプラント ……………… 39, 52, 54

う
運動 ……………………………… 79
運動器症候群 ………………… 32, 78

え
栄養 ……………………………… 80
栄養摂取 ……………………… 2, 98
嚥下 ……………………………… 15
嚥下機能 ………………………… 76

お
オーバーデンチャー …………… 52
オーラル・フレイル …………… 84

か
介護保険 ………………………… 98
介護保険制度 …………………… 96
介護予防 ………………… 4, 8, 65, 74
ガイドプレーン ………………… 48
片足立ち上がりテスト ………… 79
滑走運動 …………………… 16, 102
加齢 …………………………… 32, 72

き
器質的口腔ケア ………………… 65
拮抗腕 ………………………… 48, 49
機能的口腔ケア ………………… 65
キャストクラウン ……………… 56
臼磨運動 ………………………… 14
強支持 …………………………… 50
虚弱 …………………………… 73, 78
虚弱高齢者 ……………………… 92
居宅療養管理指導 ……………… 100
筋電図 ………………………… 14, 15

く
クラウン ………………………… 66
クラウン辺縁 ………… 43, 61, 63, 67
クラスプ ……………………… 48, 49

け
血清アルブミン値 ……………… 75
健康寿命 ……………………… 2, 72
健康長寿 ……………………… 2, 74

こ
咬筋 ……………………………… 17
口腔衛生管理 …………………… 41
口腔衛生状態 …………………… 108
口腔機能回復 …………………… 65
口腔機能の向上 ………………… 4
口腔ケア ………… 2, 4, 8, 65, 74, 96
咬合回復 ……………………… 112
咬合高径 ………………………… 5
　　──の喪失 ………………… 7
咬合支持 …………………… 96, 109
咬合支持域 …………………… 25, 26
咬合面形態 ……………………… 16
咬合力 …………………………… 33
咬頭嵌合位 ……………… 18, 20, 39
咬頭干渉 ……………………… 102
高齢社会 ………………………… 2
誤嚥 ……………………………… 88
誤嚥性肺炎 …………………… 6, 88, 91
固有口腔 ……………………… 106

さ
再生治療 ………………………… 54
最大咬合力 ……………………… 35
サベイライン …………………… 49
サルコペニア …………………… 78
サルコペニア予防 ……………… 3
残存歯 ………………………… 108

し
歯科疾患実態調査 ……………… 26
ジグリング・フォース … 44, 45, 46
歯根膜 ………………………… 33, 36
歯根膜支持 ………… 36, 38, 40, 47
歯根膜負担性 ………………… 103

四肢筋力 ………………………… 33
歯周組織 ………………………… 46
歯周病 …………………… 30, 41, 42
歯周ポケット ………………… 31, 42
自浄作用 ………………………… 22
歯肉退縮 ………………………… 60
自由咀嚼 ……………… 20, 22, 103
食物粉砕 ……………… 14, 16, 18
食塊形成 ………………………… 15
人工歯根膜 ……………………… 54

す
垂直性骨吸収 …………………… 44

せ
生活習慣病 …………………… 72, 74
生活の質 ……………………… 74, 76
セルフケア ……………………… 75
専門的口腔ケア ……………… 75, 76

そ
側方位 …………………………… 19
咀嚼運動 ……………………… 17, 20
咀嚼機能 ……………………… 14, 93
咀嚼筋 ………………………… 16, 32
咀嚼能力 …………………… 27, 32, 76

た
第1号被保険者 ………………… 96
第2号被保険者 ………………… 96
帯環冠 …………………………… 56

ち
地域包括ケアシステム … 8, 74, 100
地域包括支援センター ……… 100
鋳造冠 ………………………… 56, 58

て
低栄養 …………………………… 75
テレスコープ義歯 ……………… 50
天然歯 …………………………… 24

な
内側翼突筋 ……………………… 17

に
日常生活動作 ……………………… 76
認知症 ………… 94, 95, 108, 110

の
脳血管疾患 ………………………… 95

は
肺炎 ………………………………… 88
バイオフィルム …………… 42, 43
バー状クラスプ …………………… 52
把持腕 ……………………………… 48
歯の喪失 …………………………… 28
バンドクラウン …………………… 56

ふ
不顕性誤嚥 ………………………… 75
プラークリテンションファクター
 ………………………………… 41, 104
ブラッシング ……………………… 41
フレイル ……………………… 72, 80
フレイル予防 ……………………… 3
プロフェッショナルケア … 75, 76
粉砕粒子 …………………………… 18

へ
平均寿命 …………………………… 2

ほ
片側咀嚼 ………… 20, 22, 23, 90, 102
片側遊離端義歯 ………… 104, 106

ほ
訪問歯科衛生指導 ……………… 100
訪問歯科診療 …………………… 93, 98
ポンティック ………………… 63, 65

ま
マージン …………………………… 66

む
むし歯半減10か年運動 ………… 10
むし歯予防 ………………………… 10

ゆ
有床義歯 …………………………… 34
遊離端義歯 ………………… 23, 104
指輪っかテスト ………………… 79

よ
要介護者 …………………………… 92
要介護者口腔ケアネットワーク 97

り
隣接面う蝕 ………………………… 62

れ
レスト ……………………………… 50

ろ
老化 ………………………………… 72
老人性顔貌 ………………………… 7
ロコモティブ-シンドローム
 ………………………………… 32, 78

数字・欧文
8020運動 …………………… 10, 26
ADL ………………………… 76, 84
BMI ………………………… 78, 85
BMIパラドックス ………… 80, 83
Eichner分類 ……………… 25, 26
Iバー ……………………………… 53
jiggling force ……… 44, 45, 46
lip Support ……………………… 6
Pメンテ …………………… 64, 65
QOL ………………………… 74, 76
rigid support …………………… 50
SR (squeezing room) …… 16, 18
X線ビデオ ………………………… 23

【著者略歴】
河野 正司(こうの しょうじ)
1941年 東京都に生まれる
1965年 東京医科歯科大学歯学部卒業
1969年 東京医科歯科大学大学院修了
1977年 東京医科歯科大学歯学部第二歯科補綴学教室講師
1993年 新潟大学歯学部教授 歯科補綴学第一講座担当
2001年 新潟大学大学院医歯学総合研究科教授 摂食機能再建学
　　　 専門分野：歯科補綴学，顎口腔機能学
2003年 国立大学法人新潟大学理事・副学長
2008年 新潟大学名誉教授
同 年 明倫短期大学教授
2013年 明倫短期大学学長

金田 恒(かねだ こう)
1970年 新潟市に生まれる
1995年 新潟大学歯学部卒業
1999年 新潟大学大学院修了
同 年 新潟大学大学院医歯学総合研究科 摂食機能再建学(補綴学)助手(助教)に就任
2018年 新潟市開業

小林 梢(こばやし こずえ)
1967年 新潟市に生まれる
1988年 歯友会歯科技術専門学校(現・明倫短期大学)歯科衛生士学科卒業
1997年 明倫短期大学附属歯科診療所に勤務
現在，同診療所歯科衛生士長

歯科医師のための臨床ノート
健康寿命を支える補綴処置と口腔ケア
咀嚼機能の回復と維持のために　　ISBN978-4-263-44543-3
2018年12月25日　第1版第1刷発行

著　者　河　野　正　司
　　　　金　田　　　恒
　　　　小　林　　　梢
発行者　白　石　泰　夫
発行所　医歯薬出版株式会社
〒113-8612　東京都文京区本駒込1-7-10
TEL.(03)5395-7638(編集)・7630(販売)
FAX.(03)5395-7639(編集)・7633(販売)
https://www.ishiyaku.co.jp/
郵便振替番号 00190-5-13816

乱丁，落丁の際はお取り替えいたします．　　印刷・真興社／製本・皆川製本所
© Ishiyaku Publishers, Inc., 2018. Printed in Japan

本書の複製権・翻訳権・翻案権・上映権・譲渡権・貸与権・公衆送信権(送信可能化権を含む)・口述権は，医歯薬出版(株)が保有します．
本書を無断で複製する行為(コピー，スキャン，デジタルデータ化など)は，「私的使用のための複製」などの著作権法上の限られた例外を除き禁じられています．また私的使用に該当する場合であっても，請負業者等の第三者に依頼し上記の行為を行うことは違法となります．

JCOPY <出版者著作権管理機構 委託出版物>
本書をコピーやスキャン等により複製される場合は，そのつど事前に出版者著作権管理機構(電話03-5244-5088，FAX 03-5244-5089，e-mail:info@jcopy.or.jp)の許諾を得てください．